# 言語障害
## スクリーニングテスト
### STAD
Screening Test for Aphasia and Dysarthria

監修 小薗真知子　著 荒木謙太郎

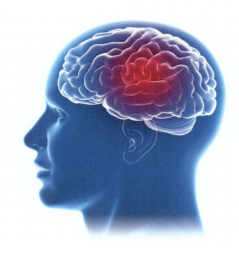

インテルナ出版

# 序文

　言語聴覚士が国家資格となって20年が過ぎようとしているこの時期に，標準化されたコミュニケーション・スクリーニングテストをお届けできることを心から嬉しく思います．

　スクリーニングテストは，臨床の入り口として非常に重要なものですが，設問がシンプルで誰にでも簡単に作れそうに見えるためか，これまで日本では研究対象としてあまり取りあげられてきませんでした．私自身，長年の臨床の中で，数値化できる網羅的なスクリーニングテストの必要性を感じながらも完成までには至りませんでした．

　「後生畏るべし」という言葉が論語にあります．自分より後から生まれて来た若い人には大きな可能性があり，畏敬すべきものがあるという孔子の教えです．荒木謙太郎氏のSTAD（スタッド）研究に出会ったときの気持ちは，まさにこの言葉そのものでした．荒木氏は臨床2年目から一人でスクリーニングテスト作成に取り組んできました．その成果は第2回日本言語聴覚士協会の優秀論文賞受賞で認められましたが，それから標準化までには更なる年月が必要でした．STADの歩みは，第6章のQ&A「STADに至るまでの開発過程を知りたい」に答える形で詳しく述べられています．設問の一つひとつが精選されて，今回の出版までに至る16年の過程をぜひご確認ください．

　スクリーニングテストは，単なるチェックテストではありません．初めて出会う人と人との大事なコミュニケーションのスタートであり，言葉を紡ぐ人間の高次な脳機能を総合的に観察する機会です．初回面接では定型の質問をしながらも，その人の「病前の生活はどのようなものだったのだろう」，「病気やケガを負って今どのような心境なのだろう」，「コミュニケーションを阻害している最大の要因は何なのだろう」，「納得できる生活に近づけるためにはどのような支援が必要なのだろう」との問いを心に留めておくことが大切です．そのうえで，対象者の客観的な情報を得るために，シンプルでありながらも信頼性，妥当性のある数値化された指標が必要となります．

　今回の出版にあたり，荒木氏と時間をかけてディスカッションしたのは，人の精神活動の根源からコミュニケーションを見ていくことの大切さです．「意識を土台として，情動に左右されながら言語という高度な知的活動を行っている人間の全体像を捉えること」がスクリーニングの主眼であることをSTAD解説でお伝えしています．

　コミュニケーションの重要な要素である言語・非言語の能力をスクリーニングするSTADが，言語聴覚士を目指す学生や言語臨床に携わる方々の指標となることを切に願っております．

2018年6月吉日
小薗真知子

## 目次

**言語障害スクリーニングテスト（STAD）**
Screening Test for Aphasia and Dysarthria

序文　*iii*

## 第1章　言語障害の全体像をつかむ STAD の網羅性　　1

1　言語聴覚療法におけるスクリーニングの位置づけ　　2
2　意識障害下におけるスクリーニング　　4
3　インテーク面接におけるラポール形成　　6
4　STAD のアルゴリズム　　7

## 第2章　13 項目の目的と採点マニュアル　　11

1　アイコンタクト　　12
2　名前発話　　13
3　見当識　　14
4　構音器官　　16
5　指示理解　　17
6　手指構成模倣　　18
7　構音交互運動　　20
8　復唱　　22
9　数唱　　23
10　物品呼称　　25
11　図形模写　　27
12　名前書字　　29
13　書き取り　　30

## 第3章　STAD の臨床応用　　33

1　スクリーニングに先立つ情報収集　　34
2　初診と評価・診断・訓練のプロセス　　36
3　コミュニケーション障害の重症度判定　　42
4　訓練教材の運用の効率化　　45
5　慢性期臨床での STAD 活用　　46

# 第4章　ケースシリーズ　　49

1　症例Ⅰ：軽度意識障害が残存する急性期失語症（発症3日）　・・・・・・　50
　　症例Ⅰ：フォローアップSTAD（発症43日）　・・・・・・・・・・・・・　54
2　症例Ⅱ：両側橋損傷による構音障害（発症4日）　・・・・・・・・・・・　57
3　症例Ⅲ：情動の安定化がみられた認知機能低下例　（発症1ヵ月）　・・・　62

# 第5章　STADの標準化試験　　67

1　健常ノルム算定試験　・・・・・・・・・・・・・・・・・・・・・・・・　68
2　STADの信頼性と妥当性　・・・・・・・・・・・・・・・・・・・・・・　74
3　基準関連妥当性　・・・・・・・・・・・・・・・・・・・・・・・・・・　77
4　STADの中止基準　・・・・・・・・・・・・・・・・・・・・・・・・・　80

# 第6章　Q&A　よくある質問　　85

Q1　構音交互運動に/pataka/がないのはなぜですか？　*86*
Q2　読むモダリティーがないのはなぜですか？　*87*
Q3　非言語検査では何をみることができますか？　*87*
Q4　非言語検査が満点でも高次脳機能障害があるときがあります　*90*
Q5　純粋失読の評価はどうすれば良いですか？　*91*
Q6　復唱に短文レベルがないのはなぜですか？　*92*
Q7　STADに至るまでの開発過程を知りたい　*94*

あとがき　*102*

## Column

効果的なSTADの導入法　*19*
聴力低下に対するSTAD施行の注意点　*21*
STADに用いる体温計のメリット　*26*
書き取りによくみられる反応　*31*
高次脳機能の乖離と除外診断　*40*

## 「言語障害 スクリーニングテスト（STAD）記録用紙」のご案内

　本検査の実施に必要な「言語障害 スクリーニングテスト（STAD）記録用紙」は，言語聴覚士・学校教員や病院関係等の専門家の方に販売しております．

　ご購入先を以下にご案内いたします．

### ● ご購入先

**サクセス・ベル株式会社**

TEL：0823-45-5555　FAX：0823-45-3535

http：//www.saccess55.co.jp/

**株式会社千葉テストセンター**

TEL：03-3399-0194　FAX：03-3399-7082

https：//www.chibatc.co.jp/

**インテルナ出版株式会社**

TEL：03-3944-2591　FAX：03-5319-2440

http：//www.intern.co.jp/

# 言語障害スクリーニングテスト（STAD）

# 第 1 章

## 言語障害の全体像をつかむ STAD の網羅性

言語障害スクリーニングテスト（Screening Test for Aphasia and Dysarthria：STAD）は，信頼性・妥当性・健常ノルムの精度分析が行われ，脳損傷例に対する国内で標準化されたスクリーニングテストである．STADによる評価は，言語所見の詳細な描写や最終的な確定診断をもたらすものではないが，障害の有無や全体像を素早く効率的に把握する上で役立つ．とりわけ，長時間を要する神経心理検査への耐性に乏しい患者，ラポール形成にとって重要となるインテーク面接において，ベッドサイドなどの環境下でも患者負担少なく行えるツールとして有効である．

# 1 言語聴覚療法における スクリーニングの位置づけ

- 言語聴覚士のインテーク面接においてスクリーニングが果たす役割は少なくない
- スクリーニングの目的はコミュニケーション障害の全体像を大まかに把握すること
- STAD（スタッド）は信頼性・妥当性・健常ノルムが検証されたスクリーニングテストである

## 1. リハビリテーションの指針としてのスクリーニング

　脳卒中治療ガイドラインでは，言語聴覚療法を発症早期から集中的に，専門的に行うことがグレードBのエビデンスをもって推奨され，コミュニケーション障害の早期発見・診断は，リハビリテーション効果を最大化させるステップにおいて重要である[1,2]．初めての面接はインテーク面接と呼ばれ，日本言語聴覚士協会急性期言語リハビリテーションの指針によると主に以下の3点が行われる．

　**1）事前の情報収集：**カルテ，看護記録，他職種などから面接に先立って医療情報を収集する
　**2）視診・問診：**食事場面や家族・病棟スタッフとのやりとりの様子や，呼名・あいさつ・言語聴覚士の自己紹介などに対する反応を観察する
　**3）スクリーニングテスト**

　これらを総合し，次回以降にどのような臨床を展開するか？といった大まかな治療計画が立案される[3]．このように，スクリーニングテストはインテーク面接で行われるひとつとして挙げられ，その果たす役割は少なくない．

## 2. スクリーニングテストのメリット

　教科書や学校の講義では，例えば失語症や何々障害というように，障害別にその解説が行われる．しかし実際の臨床場面では，それ以前の段階，すなわち目の前の患者がどの障害を持ち，どの障害はないのかの判断をすることが第一の関門である．患者にどの障害が認められそうか，またはどの障害が否定できそうかの大雑把な検討を短時間でつけるのがスクリーニング（screening：ふるい分け）の目的である[4]．

　もちろんスクリーニングテストによる評価は，言語所見の詳細な描写や最終的な確定診断をもたらすものではないが，障害の有無や全体像を素早く効率的に把握する上で役立つ．とりわけ，長時間を要する神経心理検査への耐性に乏しい患者，ラポール形成にとって重要となるインテーク面接において，ベッドサイドなどの環境下でも患者負担少なく行えるツールとして有効と考えられている．

## 3. 海外の言語障害スクリーニングのレベル

　海外の言語障害スクリーニング研究に注目すると，欧米では歴史的にも古くから多くの言語障害スクリーニングテストが報告されている（**図1**）．

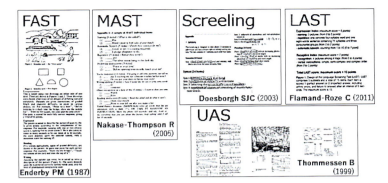

図1 海外の言語障害スクリーニング

2006年Salterらの総説では，6種類のスクリーニングテストの精度が比較され，Enderbyら（1987）のFrenchay Aphasia Screening Test（FAST：イギリス）[5]が優れたスクリーニングとして推奨されている[2]．2017年Hachiouiらの総説では，計11論文で検証されたスクリーニングテストの妥当性試験を比較している[6]．最もバイアスの少ない研究としてDoesborghら（2003）のScreeLing（オランダ）[7]が推奨されている．

これらの大規模な総説が示すように，言語障害スクリーニングは国際的に高い関心が持たれていることが推察される．

## 4. 日本の言語障害スクリーニングの現状

本邦における言語障害スクリーニングは，各言語聴覚士や各養成校によって独自に作られたものが多く使われている．しかし，「スクリーニングテストは学校や施設によってもバラバラで，何が良いのかもわからない」と不安を訴えるビギナー言語聴覚士は後を絶たない．あるいは経験のある言語聴覚士が新人・実習生を指導する際にも，根拠あるスクリーニングテストとして伝えられないといった不安も多く聞かれる．

本邦の言語聴覚分野においてスタンダードとなり得るスクリーニングがいま臨床的に求められている．

## 5. STADとは

言語障害スクリーニングテスト（Screening Test for Aphasia and Dysarthria：以下，STAD）は，信頼性・妥当性・健常ノルムの精度分析が行われ，脳損傷例に対する国内で標準化されたスクリーニングテストである．開発のコンセプトは以下の3点である．

- **被験者の負担少なく短時間で行える**
- **ベッドサイドでも簡易に行える**
- **失語症・構音障害・その他の高次脳機能障害をスクリーニングできる**

SLTA・WAB・AMSDなどの検査は，患者の状態・発症からの時期や，医療設備の事情などにより必ずしも行える訳ではない．急性期では，意識障害があったりして巣症状がクリアーに分からない場合が多い．全身状態が不安定で耐久性に乏しい際に，包括的検査の施行は困難，ないしは行っても有意な測定値は得られない．また，在宅医療では複雑で時間のかかる検査を施行し難い．そのような場合STADによるスクリーニングが，患者のコミュニケーション障害の全体像を短時間で把握する上で有用である．本著では笹沼（1985）が指摘する，スクリーニング検査がその本来の役割を十分に果たしうるための言語臨床[8]と併せてSTADをより効果的に活用する方法について解説する．

# 2 意識障害下におけるスクリーニング

- 神経心理症状の評価は，大局的判断をし，ついで局所的症状に集中するのが原則
- STAD施行の前提はJCS Ⅰ桁以内であること
- 軽度意識障害下では巣症状が明確でない可能性があることを念頭に診療に当たる必要がある

## 1. 人の精神的活動を表す「知・情・意」のモデル

言語障害のスクリーニングに当たっては必ず患者の全体像を視野に収めつつ検査に当たる必要がある．患者の全体的行動の印象，情動状態，意識水準などから判断を進め，いきなり細部には入らないようにする．細かい行為，認知，言語などの障害の評価はこのような一般状態の把握を背景にして初めて正確なものとなる[9]．

以下，コミュニケーション障害の全体像を把握するためのSTADコンセプトを，人の精神的活動を「知・情・意」で表した右記シェーマに沿って記す (図2)．

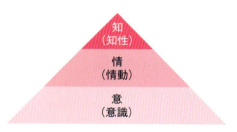

図2 人の精神的活動．意識・情動は高次脳機能の土台
（文献10を参考に作図※）

## 2. 意識

人の精神的活動は階層構造をなしており，その土台，基礎の構造が，「意」すなわち意識である．これがあって初めてそれより上位の，「情」情動，感情，「知」知識，認知が成立するため，土台の「意識」が不良の場合には言語聴覚療法やSTAD施行は困難である．解剖学的には脳の中で最も深い領域，つまり上行性脳幹網様体賦活系と意識が関係しており，この領域の損傷は生命予後にも関わる (図3)．

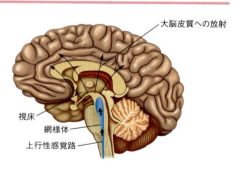

図3 網様体賦活系

※原著では，知の上部構造に「意：意思・意志・意図」と前頭前野の働きが示される．詳しくは山鳥 重「ヒトはなぜことばを使えるか—脳と心のふしぎ 講談社現代新書[10]」を参照．

## 3. STAD 施行の前提条件

　意識水準の把握の基本は，覚醒状態が続いているかどうかであり，言語的刺激や物理的刺激（痛み刺激など）の有無などの基準によって程度が決められる．評価スケールは，世界的には「Glasgow Coma Scale：以下 GCS」が広く普及しているが，GCS は言語による応答の項目が多く含まれるため，言語障害者に対して採点し難い場合がある．従って STAD 使用の際には「Japan Coma Scale：以下 JCS」を推奨している．JCS ではまず目（覚醒）に注目し，I 桁：覚醒している，II 桁：刺激に応じて一時的に覚醒する，III 桁：刺激しても覚醒しない，に分けられ，更に各桁の下位層として，I 桁では，0：意識清明，1：意識清明ではない，2：見当識障害がある，3：自分の名前・生年月日が言えない，II 桁では，10：普通の呼びかけで開眼する，の基準が設けられている（表 1）．

表1　意識レベル：JCS（Japan Coma Scale）

Ⅰ．覚醒している
　0 意識清明
　1 見当識は保たれているが意識清明ではない
　2 見当識障害がある
　3 自分の名前・生年月日が言えない
Ⅱ．刺激に応じて一時的に覚醒する
　10 普通の呼びかけで開眼する
　20 大声で呼びかけたり強く揺するなどで開眼する
　30 痛み刺激を加えつつ呼びかけを続けると辛うじて開眼する
Ⅲ．刺激しても覚醒しない
　100 痛みに対して払いのけるなどの動作をする
　200 痛み刺激で手足を動かしたり，顔をしかめたりする
　300 痛み刺激に対し全く反応しない

　STAD 施行の前提条件は，JCS「I 桁」以内であり，STAD の非言語検査における「アイコンタクト」「見当識」，言語検査における「名前発話」が概ね JCS と対応している．なお JCS I 桁内の評定において，失語症をはじめとする発語，発話の障害がある場合には機械的にスケールに当てはめることはできない．非言語の応答や行動面の評価も含めて，例えば，「日時に関するポインティングは可能であり，見当識は保たれている」というような判断も求められる（後述）．

## 4. 意識清明ではない場合

　学会や論文などの症例報告において巣症状としての高次脳機能が論じられる際には"意識清明"が担保されていることが多い．意識障害下では前述シェーマにおける土台が不安定となるため，得られた所見が意識の問題なのか巣症状なのかを区別し難いからである．とはいえ，臨床では必ずしも意識清明例ばかりではない（JCS において，I-1 と I-0 に分けられることにも注目されたい）．

　脳損傷急性期において軽度の意識障害による汎性注意障害残存は 24.3% 〜 48% と多く[11]，その場合には意識障害が残存し何かしら巣症状を修飾していることを念頭に診療に当たる必要がある．また，軽度意識障害下の神経心理テストは，意識の障害の動揺性（日内・日間変動）や可逆性（一過性の通過症候群か・持続性の巣症状か）を測定する意義がある[12]．

　以上より，軽度意識障害が残存する場合，STAD を含めたスクリーニングを継続的に繰り返したり，JCS を定期的に診療記録に記すなどが要求される．

# 3 インテーク面接におけるラポール形成

- 初診の成否はラポール形成が鍵となる
- 被験者側に威圧感や緊張感を与えない環境作りに配慮する

## 1. 情：感情，情動

　意識の土台の上にあるのが，「情」．つまり感情の「情」であり，喜怒哀楽，好き/嫌いや，面白い/面白くない，心地よい/心地よくない，などはすべて情に該当する．解剖学的には前述の上行性脳幹網様体賦活系の次に脳の深い領域，大脳辺縁系と関係している[10]（図4）．

　高次脳機能に関する診療は，患者とセラピストの協力関係が成立しなければ困難である[13]．本来テストは面白くないものであり，検査場面ではいかにもセラピスト=治療する側，患者=治療される側の立場になりやすい．とりわけ初診の臨床ではラポール形成が鍵となるため，患者や家族にとって初診のセッションが肯定的な「情」を抱かれるよう最善を尽くすべきである．表情や話し方にも注意を配りたい．

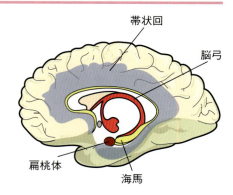

図4　大脳辺縁系（本能や感情と関係する原始の脳）

## 2. スクリーニングへの協力を得るために

　STADは特別な資格や訓練を必要とする検査ではないが，面接についての原則的な技術，検査に対する柔軟性をもった態度，施行についての巧みさを要する[14]．

　検査前には検査の目的や内容のほか，疾患への労いや人格を尊重した説明を行い，臨床の忙しさに追われる余りに機械的にスクリーニングを開始するのは避けなければならない．検査中は患者の本来の力を引き出せるよう励まし，検査後には問題点のフィードバック，症状改善のための助言，保たれている側面に対するポジティブなフィードバックなどを交えて信頼関係を築く．疲労感が強く認められる場合の中止基準（5章4項）も参照されたい．

# 4 STADのアルゴリズム

- ビギナーにとって第一の難関は，目の前の患者がどの障害があり，どの障害はないのかの判断をすること
- STADは3領域から構成され，「失語症」「構音障害」「その他の高次脳機能障害」を推定する
- 3つの障害を「あり」「なし」で分類するとそのパターンは8つある

## 1．知：知性（智性）

「意」「情」を土台として，その上にあるのが「知」．認知の知であり，心の表象過程のすべてを表す意味で用いられる．

解剖学的には大脳の新皮質の機能が中心である．高次脳機能の中枢を担う領域である(図5)．

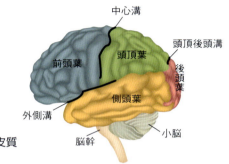

図5　大脳新皮質

## 2．言語障害の概要の把握

言語障害の概要の把握には，「失語症」や「運動障害性構音障害」の有無が問題となるが，言語検査の結果に影響する他の要因として，「その他の高次脳機能障害（注意・集中力，見当識，半側空間無視，構成障害，記憶障害など）」が挙げられる[15]．

STADは右図に示した，赤，黄，青の3領域に分類され，赤が「言語検査」，黄色が「構音検査」，青が「非言語検査」の項目である．各々，「言語検査」は失語症，「構音検査」は構音障害，「非言語検査」はその他の高次脳機能障害（以下，高次脳機能障害）のスクリーニングを目的としている(図6)．所要時間は10分（平均9分48秒）である．

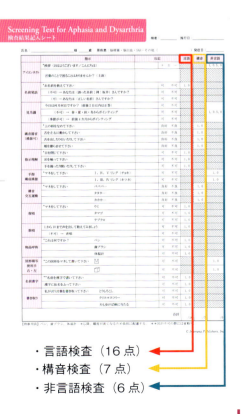

図6　STADの3領域

## 3．3つの障害の有無のパターン

　インテーク面接においてコミュニケーション障害の評価に必要と言われるこの「失語症」「構音障害」「高次脳機能障害」の3領域の障害を，「あり」「なし」で分類するといくつのパターンに分けられるか．単純に考えると「3種類×2（あり・なし）だから，6種類」と想像されるかもしれない．しかし，実際には8種類である．その趣意についてフレームワークで解説する．

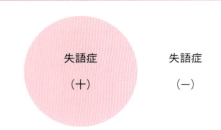

図7-1　失語症の有無

　右図のフレームにおいて失語症の「あり」「なし」を，円の内側：失語あり，外側：失語なしの2種で表す．失語症古典分類は，流暢性，聴覚的理解，復唱によりタイプ分類されるが，臨床的には古典分類に先立って失語の「あり」「なし」の判断がまず求められる（古典分類のいずれも良好の場合には「問題なし」ではなく，「失名詞失語」である）**(図7-1)**．なお，失語症は「大脳損傷によって生じる後天的な言語機能障害」であり，言葉を聞く，読む，話す，書く，のすべてのモダリティーに障害が及ぶものと定義される[16]．

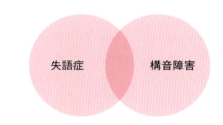

図7-2　構音障害の有無・合併

　次に，構音障害を円で示す．同じく円の内・外が，障害「あり」「なし」であり，一部は失語症と重なる**(図7-2)**．

表2　失語症・構音障害の4パターン

| パターン | 1 | 2 | 3 | 4 |
|---|---|---|---|---|
| 失語症 | なし | あり | なし | あり |
| 構音障害 | なし | なし | あり | あり |

　教科書的には，「運動障害性構音障害と発語失行の鑑別」として両者の際立った特徴が説明されるが，臨床的には重度ブローカ失語では両者が合併するケースがある．また，左被殻出血例では，発語失行，構音障害，音韻性錯語が混合し流暢性の判断に難渋するケースも多い．これらのケースは円の重なり部分に該当する．

　そしてこの2つの円に区切られる領域は失語症・構音障害が，「なし・なし」，「あり・なし」，「なし・あり」，「あり・あり」の**表2**に示した4パターンとなる．

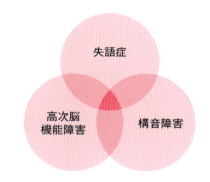

図7-3　高次脳機能障害の有無・合併

　最後に，高次脳機能障害を含めた障害の合併を円の重なりで示す**(図7-3)**．障害合併の頻度は，失語に高次脳機能障害が合併するケースが急性期では68%[17]，慢性期では30%[18]などの報告がある．構音障害と高次脳機能障害では58〜63%[17,19]とされる．

表3 失語症・構音障害・高次脳機能障害

| パターン | 失語症 | 構音障害 | 高次脳機能障害 |
|---|---|---|---|
| 1 | なし | なし | なし |
| 2 | なし | なし | あり |
| 3 | なし | あり | なし |
| 4 | なし | あり | あり |
| 5 | あり | なし | なし |
| 6 | あり | なし | あり |
| 7 | あり | あり | なし |
| 8 | あり | あり | あり |

　以上から，「失語症」「構音障害」「高次脳機能障害」の3領域の障害を「あり」「なし」で分類するとそのパターンは8種類であることが分かる．

　神経心理学の基本は，まずは症状の全体像を大きく捉え，次に細部を捉えることである．はじめから一部の症状に囚われると木を見て森を見ずの状態になりやすいため，まずは初回評価で，失語症，構音障害，高次脳機能障害の有無を検討する．STADでは，失語症に対する「言語検査」，構音障害に対する「構音検査」，高次脳機能障害に対する「非言語検査」の3検査が設けられている．STADを通して症例が8パターンのうち何れに近いか？　大まかに当たりをつけられると全体像を捉える一助となるだろう．

　このアルゴリズムについて加筆すると，障害の「あり」「なし」で，失語症・構音障害・高次脳機能障害を分類すると，上記の8パターンとなる（表3）．

　では，2「高次脳機能障害」，3「構音障害」，5「失語症」単独例のSTADスコアはどのように分布するだろうか？　急性期45例におけるSTADの結果について5章2項3「STADの構成概念妥当性」に示す．

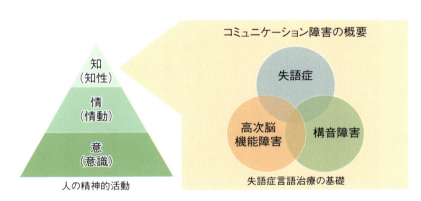

**STADの網羅性**
人の精神活動は，意識を土台として，情動に左右されながら，言語という高度な知的活動を行っている．コミュニケーション障害の主な要因として，失語症，構音障害，高次脳機能障害があるが，STADはこれらの障害を網羅的にスクリーニングするテストである．
（左図は文献10，右図は文献15を参考に作図）

## 文　献

1) 日本脳卒中学会：脳卒中治療ガイドライン2009．http://www.jsts.gr.jp/jss08.html
2) Salter K, Jutai J, Foley N, et al: Identification of aphasia post stroke: a review of screening assessment tools. Brain Inj, 20: 559-568. 2006
3) 立石雅子，勝木　準，有馬有里，他：急性期言語リハビリテーションの指針．日本言語聴覚士協会学術部急性期リハビリテーション小委員会，2005
4) 波多野和夫，中村　光，道関京子，他：言語聴覚士のための失語症学．医歯薬出版，東京，2002，201-202
5) Enderby PM, Wood VA, Wade DT, Hewer RL: The Frenchay Aphasia Screening Test: a short, simple test for aphasia appropriate for non-specialists. Int Rehabil Med, 8: 166-170, 1987
6) Hachioui H, Visch-Brink EG, de Lau LM, et al: Screening tests for aphasia in patients with stroke: a systematic review. J Neurol, 264: 211-220, 2017
7) Doesborgh SJ, van de Sandt-Koenderman WM, Dippel DW, et al: Linguistic deficits in the acute phase of stroke. Neurol, 250: 977-982, 2003
8) 笹沼澄子：失語症のスクリーニング.失語症研究，5：64-66，1985
9) 山鳥　重：神経心理学入門．東京，医学書院，1985
10) 山鳥　重：ヒトはなぜことばを使えるか　―脳と心のふしぎ．講談社現代新書，東京，1998
11) Henon H, Lebert F, Durieu I, Godefroy O, Lucas C, Pasquier F, Leys D: Confusional state in stroke: relation to preexisting dementia, patient characteristics, and outcome. Stroke, 30: 773-779, 1999
12) 中野明徳：意識障害と心理テスト．CLINICAL NEUROSCIENCE，11：516-517，1999
13) 石合純夫：高次脳機能障害学第2版．東京，医歯薬出版，2012
14) 加藤伸司，下垣　光，小野寺敦志，他：改訂長谷川式簡易知能評価スケール（HDS-R）の作成.老年精神医学雑誌，2：1339-1347，1991
15) 紺野加奈江：失語症言語治療の基礎―診断法から治療理論まで．診断と治療社，東京，2001
16) Benson DF: Aphasia, alexia, and agraphia. London, Churchill Livingstone, 1979
17) 荒木謙太郎，宇野園子，藤谷順子，伏見貴夫：脳損傷急性期における言語障害スクリーニングテストの開発．言語聴覚研究，6：3-11，2009
18) 能登谷晶子：失語症のリハビリテーションにおける高次神経機能障害の問題.失語症研究，18：121-126，1998
19) 椎名英貴：運動障害性構音障害（dysarthria）の臨床：脳卒中回復期を中心に.言語聴覚研究，11：3-11，2014

# 言語障害スクリーニングテスト（STAD）

# 第2章

## 13項目の目的と採点マニュアル

言語障害スクリーニングテスト（Screening Test for Aphasia and Dysarthria；STAD）をより効果的に活用するためには，テストスコアだけでなく対象者の反応を観察することが重要である．本章では患者から得られる反応を読みとるための，STADの基本となるコンセプトや施行方法を記す．

### STADの13項目

| | |
|---|---|
| 1 | アイコンタクト |
| 2 | 名前発話 |
| 3 | 見当識 |
| 4 | 構音器官 |
| 5 | 指示理解 |
| 6 | 手指構成模倣 |
| 7 | 構音交互運動 |
| 8 | 復唱 |
| 9 | 数唱 |
| 10 | 物品呼称 |
| 11 | 図形模写 |
| 12 | 名前書字 |
| 13 | 書き取り |

# 1 アイコンタクト

> **主訴の聴取**
>
> テストを行う前に挨拶・自己紹介などを行い患者とのラポールをとる（1章3項参照）．上段のプロフィールには分かる範囲で事前に記入する．
>
> **教示**「言葉のことで困ることはありませんか？」
>
> - 返答できなかったり「特にない」と返答されることが多い．その際には「言葉が出てきにくいことはありませんか？」と聞く．
> - 思い当たらなければ更に「呂律が回りにくいことはありませんか？」と聞く．
> - 主訴の反応欄に患者の発話を出来るだけ正確に記載する．
>
> **アイコンタクトの採点法**
>
> 以上のやり取りからアイコンタクトのいずれかにチェックする．
>
> - ＋（1点）：検査者の方をしっかり見ており視線がよく合っている．
> - ±（0.5点）：どことなくボーッとし視線が合いにくい．
> - －（0点）：視線が合わない．すぐに視線がそれる．

## 1. アイコンタクトの目的

　アイコンタクトは軽度意識障害，半側空間無視，注意障害の検出を目的としている．「目は口ほどに物を言う」の諺にあるように，時に眠剤・向精神薬・抗てんかん薬の内服や，傾眠傾向の際にも減点となる場合がある．

## 2. アイコンタクトの難易度

　図1に急性期45例の通過率を示す（対象の内訳は5章2項参照）．アイコンタクト課題は45例のうち76%（34例）がアイコンタクトあり（＋）と採点された．スクリーニングでアイコンタクトがとれない症例の場合，その原因が意識障害なのか，認知機能の問題なのか，心理的なものなのかを観察していく必要がある．

　STADのそれぞれの課題において，通過率が高いほど易しい課題，低いほど難しい課題といえる．従って通過率が高く易しい課題を誤る症例は重度（2章5・6・8項参照），反対に，通過率が低く難しい課題に正答できる症例は軽度ないしは障害なしなどの解釈ができる（2章7・13項参照）．

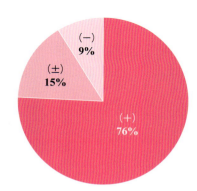

図1　アイコンタクトの通過率（N=45）

# 2 名前発話

> **名前発話の採点法**
> 
> 教示 「お名前を教えて下さい」
> 
> 採点：姓名ともに正確に言えたら可（1点）それ以外は不可（0点）とする．
> 
> - 不可の場合，患者の反応を記入し，「あなたは（誤った名前；例：坂井）さんですか？」「あなたは（正しい名前）さんですか？」と聞く．
> - それぞれの問いにつき，正しいYes／Noの反応がみられたら可とする．
> - 構音障害による音の歪みは許すが，歪んだ旨を反応欄に記入する．
> - 無言であったり，錯語や発語失行の誤りは不可とする．音の誤りが構音障害・錯語・発語失行か判断できないときは反応をそのまま記入し保留として，採点はテスト後に行う．

## 1. 名前発話の目的

「名前発話」では失語症やJCS I-3の意識レベルを推定する．不可の際に追加で行うYes／Noの課題は，重度失語症の聴覚的理解のスクリーニングに有効である．

## 2. 名前発話の難易度

名前発話の通過率は69%であった（45例中，31例が正答）（図2）．

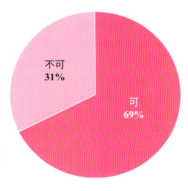

図2 名前発話の通過率（N=45）

> **発話サンプル：ブローカ失語**
> 
> ST 「お名前を教えて下さい」
> 患者 「ウーン，ト……，ン，ン」　0点「不可」に採点する
> ST 「では，あなたは"サカイ"さんですか？」
> 患者 「ウウン．（首を横に振る）」　点数に反映されないが「可」にチェックする
> ST 「では，あなたは"アラキ"さんですか？」
> 患者 「ウン．（首を縦に振る）」　点数に反映されないが「可」にチェックする
> ST 「はい，結構です」

# 3 見当識

> **見当識の採点法**
>
> 教示 「今日は何月何日ですか？」
>
> 採点：口頭表出では，<u>前後2日以内は可（1点）</u>とする．
>
> - 言語障害により言い表せない場合，「春・夏・秋・冬」のポインティングをさせ，正しくポインティングできたら可（0.5点）とする．
> - さらに，正答を中ほどに置いた4ヵ月（例：5月・6月・7月・8月）を提示する．正しくポインティングできたら可（さらに0.5点で計1点）とする．

## 1. 見当識の目的

　見当識は，改訂長谷川式簡易知能評価スケール（HDS-R）[1]，リバーミード行動記憶検査[2]，日本脳卒中学会・脳卒中高次脳機能スケール（JSS-H）[3]など高次脳機能に関連する様々なテストバッテリーに含まれる．ミニメンタルステート検査（MMSE）[4]では30点満点のうち10点が配点され比重が大きいことからも，多くのテスト開発者が重視していることが分かる．見当識障害は，JCS I-2に表される意識障害や，認知症では早期からみられる[5,6]．時（いまはいつか？），場所（ここはどこか？），人（私は誰か？）の順に障害され易いので[5]，STADの「時」に関する課題は比較的鋭敏に見当識障害を検出可能と考えられる．

## 2. 失見当識と言語障害

　ただし失語例や重度構音障害例では，見当識が保たれているにも関わらず言語の問題で言い表せない場合がある．STAD「見当識」ではそのような誤答を回避するため，口頭で反応できない場合はポインティングでの回答を設定している（図3）．この手続きを加えることで失語症者の見当識の通過率は上昇する（図4）．なお，記憶障害と失語症の鑑別では何れか一方のみではなく時に両者が合併することもあるため，見当識だけでなく他の臨床所見と併せて全体像を把握することが肝要である．

> ## 春　夏　秋　冬
> ポインティング可能なら更に↓
> ### 5月　6月　7月　8月

図3　失語症を想定した，見当識のポインティング

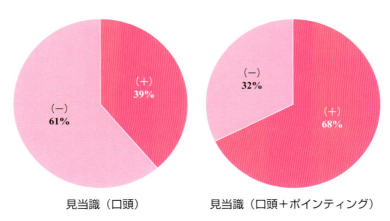

図4　失語症31例における見当識の通過率

　急性期45例のうち，失語症を認める症例は31例であった．この失語例において，口頭表出による見当識は通過率39％（12例正答）だが，その後のポインティング正答を含めると68％（21例）に上昇した．ポインティング正答した9例の見当識は保たれていると考えられる．

---

**サンプル：中等度失語症（6月施行）**
ST 「今日は何月何日でしょう？」
患者 「今日は……，エーと……，ちょっと，ウーン，分からないですね」
ST 「では，今の季節はいつですか？　春，夏，秋，冬……」（春夏秋冬のポインティングを求める）
患者 「あっ，夏（夏をポインティング）」　<u>0.5点が配点される</u>
ST 「では，今は何月でしょうか？　5月，6月，7月，8月……」（5月6月7月8月のポインティングを求める）
患者 「6月……6月ですね．（6月をポインティング）」　<u>さらに0.5点（計1点）が配点される</u>
ST 「はい，結構です」

---

 **よくある質問**

**Q** 見当識が保たれていても，読字障害のある症例ではポインティング不可となるため不適切ではないか？

　上図に示したポインティングで正答する9例からも，追加の課題を行うメリットは大きく，読字障害の理由がこれを覆すほどのものではないと考えている．また，反対にチャンスレベルで正答することもあるため，後の臨床において継続的に確認したり，「時」以外に「場所」「人」を問うのも有用である．

# 4 構音器官

> **構音器官の採点法**
>
> 教示　「上の唇をなめて下さい＋提示」（舌挙上）
> 　　　「舌を左右に動かして下さい＋提示」（舌左右）
> 　　　「舌を出したり引いたりして下さい＋提示」（挺舌）
> 　　　「頬を膨らませて下さい＋提示」（頬）
>
> 採点：可動域・動作の速さ・巧緻性などに問題がなければ良好（1 点）とする．
>
> - 挺舌と左右の交互運動の評定の目安は 1 秒間に 2 往復程度とする．
> - 聴覚的理解を評価する項目ではないため，口型提示（模倣）にて促しても良い．
> - 口腔器官の偏位や下顎の代償は許容するが，その旨を反応欄に記す．

## 1. 構音器官の注意点

　本項目はいわゆる末梢としての口腔器官機能評価を目的とする．しかし過去に行った定量的分析からは，口腔器官に麻痺が認められなくても失点する患者が多い[※]．例えば，口腔・顔面失行を伴う失語例では各動作が拙劣となるし，意識レベルの低下例・注意障害が著明な例では指示が入らない理由で失点する．このような，本来はある疾患で陽性を示す検査が，その疾患にかかっていない人でも陽性を示すことを偽陽性と呼ぶ．ここでは，構音障害でない者でも構音検査を失点するケースを指す．

## 2. 構音器官の難易度

　図5は横軸の左から「舌挙上」「舌左右」「挺舌」「頬を膨らませる」の4つの課題，縦軸が45例の通過率を示している．

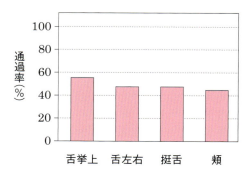

図5　構音器官の通過率（N=45）

※構音器官課題の偽陽性率：急性期45例中，構音障害を認めない者は27例であった．このうち各課題を失点する偽陽性率（症例数）は，舌挙上30％（8例），舌左右41％（11例），挺舌41％（11例），頬を膨らませる41％（11例）と高かった．

# 5 指示理解

> **指示理解の採点法**
>
> 教示　「これから私が言う通りにして下さい」
>
> 「目を閉じて下さい」
> 「耳を触って下さい」
> 「手を握ったり開いたりして下さい」
>
> 採点：<u>指示通り動かせれば可（1点）</u>，それ以外は不可とし患者の反応を記入する．

## 1．指示理解の目的

　動作指示課題の最大のメリットは持参物品が不要なことである．絵カードや物品などを選択させる課題ではどうしても持参物品が増えてしまうが，指示理解は身体ひとつあればシンプルで簡易に患者の聴理解を推定できる．とりわけベッドサイドや在宅などの環境下でその効果を発揮するだろう．海外の言語障害スクリーニングを見渡しても，LAST（フランス）「天井を指す」など3問[7]，MAST（アメリカ）「鼻を指す」など2問[8]など，多くに組み込まれており聴覚的理解のスクリーニングとしての有用性が示されている．
　STADには3問設置されているため，正答数により患者の聴覚的理解能の程度を推定できる．また，STAD項目間での比較により，ブローカ失語における聴覚的理解と発話モダリティーの乖離や，高次脳機能障害例における言語機能と非言語機能の乖離を推定できる．失行や身体部位失認などによる偽陽性は脳損症例の全体でみると多くはないが，点数に反映されない質的な観察は重要である．

## 2．指示理解の難易度

　各課題の通過率は，「目を閉じる」＞「耳を触る」＞「手を握る・開く」の順に易しい（図6）．「目を閉じて下さい」はSTADの全29問の中で最も易しい課題である．SLTAに乗らないような重度例でも「可」となる場合がある．逆に「覚醒し，著しい難聴がないのに『目を閉じて下さい』という指示が入らなければ，言語理解はほぼ全廃である」[9]と指摘されているように，これを誤る患者の聴覚的理解の障害は重篤である．

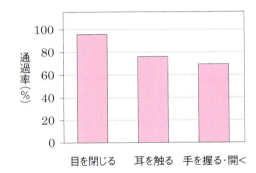

図6　指示理解の通過率（N=45）

# 6 手指構成模倣

> **手指構成模倣の採点法**
>
> 教示　「マネをして下さい」（手指を患者の前に提示する）
>
> 　　　I, IV, V リング（チョキ）
> 　　　I, III, IV リング（キツネ）
>
> 採点：正確に出来ていれば可（1点）とする．
>
> ・患者の使用手は動かしやすいほう，検者の見本は患者がわかりやすいほうの手を提示する．

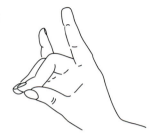

## 1. 手指構成模倣の目的

　失行・半側空間無視・注意障害・認知症・自発性の低下をスクリーニングする．また，重度失語症者において，相対的に保たれる非言語機能を推定できる場合がある．以下のような誤りが多い（図7）．

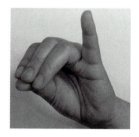

図7-1　キツネ：人差し指が上がらない．左半側空間無視・認知症・注意障害に多い．

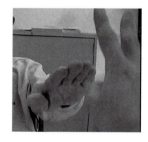

図7-2　チョキ：腕を前に突き出す．重度失語症に伴う観念運動失行に多い．

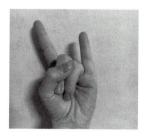

図7-3　キツネ：親指が前に出る．注意障害・認知症に多い．

## 2. 手指構成模倣の難易度

「チョキ」（通過率86.7%）はSTADの中で，「目を閉じる」（通過率95.6%）に続き2番目に通過率が高い（5章4項参照）(図8)．「チョキ」が無反応となる誤りは，意識障害，重度の認知症など自発性低下例でみられ，この場合は机上課題の導入は難しいだろう（あるいは嚥下臨床で介入する場合が多いかもしれない）．

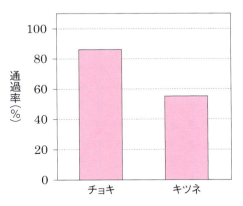

図8　手指構成模倣の通過率（N=45）

---

### Column　効果的なSTADの導入法

　私がSTADセミナーやSTAD標準化試験に参加されたSTと実際にお話しするなかで分かったことですが，STADを導入する際には，次の順でSTADに慣れていくことが多いようです．STADを結局一度も使わないで捨ててしまった……，ということのないように，以下の3点を推奨します．

1. 軽症例 → 慣れてきたら，徐々に重症例に実施
2. 失語症，構音障害，高次脳機能障害のうち，他の二つを合併しない単独例 → 合併例
3. 耐久性があり意欲的な症例 → 意識障害残存例，気難しい症例

　場合によっては新患よりも，状態が安定している既存患者から施行するのも一つの方法です．効果的なSTAD導入法としてご参考下さい．

# 7 構音交互運動

> **構音交互運動の採点法**
> 
> 教示 「マネをして下さい」
> 
> 　　　「パパパ……」（/pa/）
> 　　　「タタタ……」（/ta/）
> 　　　「カカカ……」（/ka/）
> 
> - 5回／1秒程度の速度で教示する．「パッ・パッ・パッ」とゆっくりした教示では軽度構音障害を検出できない．
> 
> 採点：<u>音の歪み・速度の低下などがなければ良好（1点）</u>とする．
> 
> - 言語検査とは異なり，構音障害による音の歪みは許容しない．

## 1. 構音交互運動の目的

　構音障害の検出を目的としている．従って採点基準は，復唱できる・できないといった言語検査とは異なり<u>「歪みなく，スムーズであるか？」</u>である．しかし，過去に行ったSTAD講習会参加者において「良好」の許容範囲が広い傾向がみられた．
　構音交互運動の難易度は高く，構音障害がごく軽度で発話明瞭度が1であっても構音の歪みやリズムの乱れが出現することがある[10]．従って，UUMN（一側性上位運動ニューロン性）ディサースリアなど，発話明瞭度が2や1.5の軽度でも鋭敏に検出可能である．義歯が合わない場合（/ka/で総義歯が浮くなど）にも不良の採点となるが，その旨を反応欄に示しておく．

## 2. 構音交互運動の難易度

　STADには /pa//ta//ka/ が設置されており，とりわけ /ka/ の難易度は高い（図9）．従って /ka/ が歪みなくスムーズに発話できる場合，構音障害は否定的である．ただし，構音器官の項目と同じく偽陽性も多い．

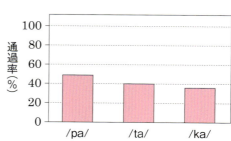

図9　構音交互運動の通過率（N=45）

> **Column** 聴力低下に対するSTAD施行の注意点

言語聴覚士が日頃診療する患者さんには「加齢性の聴力低下」のある方も多いと思います．聴力低下の影響で，STADがスムーズにできない課題があります．それが最も顕著に現れるのは，構音交互運動の「カカカ……」ではないでしょうか？私はこんな場面を良く経験します．

| | |
|---|---|
| アラキ | 「では，カカカカ，とお願いします」 |
| 患　者 | 「タタタタタ……」 |
| アラキ | 「いえ，「タ」ではないです．「カ」です．宜しいですか？」 |
| 患　者 | 「はい」 |
| アラキ | 「では，お願いします」 |
| 患　者 | 「タタタタタ……」 |
| アラキ | 「いえ，「タ」ではないです．「カエル」の「カ」です．宜しいですか？」 |
| 患　者 | 「はい」 |
| アラキ | 「では，お願いします」 |
| 患　者 | 「カタカタカタ……」 |

と，**聴力低下の影響でから回りします．**ですので，上記の場合に誤解なくお伝えするには，紙に「カ」と書いて「カカカカ……」とSTが発音しながら紙をトントントントン……と指示するとスムーズに進行しやすいと思います．これでSTADは5秒効率化するでしょうか？

因みに，「パパパパ……」と病棟で勢い良く施行しますと，斜め向かいのベッドから「パパパパ……」と返答がくることがあります．あるいは，看護師から「パパパの先生」と認識されたりします（「あっ，パパパの先生きたよ～（ヒソヒソ）」など）．STAD使用の際に，少しだけ，頭の隅においていて下さい．

###  よくある質問

**Q** 難聴の方で指示が入らなかった場合，繰り返し指示しても良いですか？

**繰り返し指示の制限は特に設けておりません．**SLTA[11]では，「聴理解」での繰り返しは減点，「書き取り」では繰り返しを許容，「呼称」語頭音ヒントなど様々なルールがありますが，STADでは特に制限は設けていません．**簡易にシンプルにしたい**ということが最も大きな理由です．

# 8 復唱

> **復唱の採点法**
> 教示 「マネをして下さい」
>
> 「ウミ」
> 「タマゴ」
> 「テブクロ」
>
> 採点：正確に言えたら可（1点），それ以外は不可とし患者の反応を記入する．
>
> - 構音障害による音の歪みは許すが，歪んだ旨を反応欄に記入する．
> - 無言であったり，錯語や発語失行の誤りは不可とする．音の誤りが構音障害・錯語・発語失行か判断できないときは反応をそのまま記入し保留として，採点はテスト後に行う．

## 1．復唱の目的

「復唱」の目的は失語症のスクリーニングである．STADには2モーラ・3モーラ・4モーラの単語レベルが設置されている．過去の検討から，復唱に文レベルを含むなど課題の難易度を上げると，言語機能の要因のほか，注意障害・短期記憶障害・難聴・構音障害など複数の要因によるエラーが多くみられた．短文の復唱はMMSE[4]に含まれることからも，いわゆる言語能力のみを反映するものではないことが分かる．STADに至るまでの定量的分析を繰り返す過程で，言語障害スクリーニングでは単語レベルが妥当と判断した．詳細は6章Q6参照．

## 2．復唱の難易度

復唱の3課題は何れもSTADの中で易しい項目である．通過率はモーラ数に対応し「ウミ」＞「タマゴ」＞「テブクロ」の順に易しい（図10）．従って「ウミ」が不可の場合，失語症は重症と考えられる．

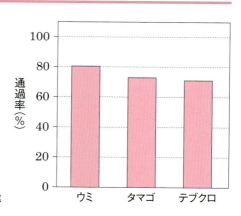

図10 復唱の通過率（N=45）

# 9 数　唱

> **数唱の採点法**
>
> 教示　「1 から 10 まで声を出して数えてみましょう．1・2・3 と数えますよ．1・2・3……」
>
> 採点：1 から 10 まで言えたら可（1 点），それ以外は不可とする．
>
> - 不可の場合では「一緒に数えましょう．1・2・3」と口形を提示し斉唱を促すが得点にはならない．
> - 構音障害による音の歪みは許すが，歪んだ旨を反応欄に記入する．
> - 無言であったり，錯語や発語失行の誤りは不可とする．音の誤りが構音障害・錯語・発語失行か判断できないときは反応をそのまま記入し保留として，採点はテスト後に行う．

## 1. 数唱の目的

　「数唱」の目的は，失語症の定量的評価，及び発話モダリティーの定性的評価である．失語症を合併し喚語困難が顕著であると自発話を得難くなるが，そのような場合には系列語（曜日・数・50 音など）から発話を促せることがある．高次脳機能障害によくみられる随意性と自動性の乖離の類であり，STAD 数唱においてもこの自動性を利用している．数唱では STAD の他の課題に比べまとまった量の発話を得られるため，その間に発話モダリティーの所見を読み取りやすい．海外の有力なスクリーニング（例：LAST[7]（フランス）・MAST[8]（アメリカ））に「1 〜 10 の数唱」が含まれることからも，スクリーニングに数唱を含める有用性がうかがわれる．

## 2. 数唱は何をみるための課題か

### 流暢性

　筆者の経験では，数唱で発語失行を観察しやすい[※]．なぜなら，中等度〜重度ブローカ失語や，発語失行を伴う全失語ではそもそも発話を得られ難いからである．数唱ではまとまった量の発話を得られ易く，その間に非目的的な構音や唇・舌の動きを観察できる．

### 喚語困難

　「1・2・3 と数えますよ」の教示を「斉唱」し「1・2・3」までに留まる場合がある．更に重度になるとその「斉唱」も難しくなる．数の途中までのカウントとなる場合もある．

### 構音障害

　言語検査なので音の歪みは許容（可）の採点だが，音の歪みがあれば構音障害が疑われる．ただし構音障害の検出には構音交互運動が最も鋭敏である．

---

[※]Darley による発語失行の定義の一部（随意性と自動性の乖離）とやや矛盾するが，純粋発語失行では随意性と自動性の乖離はないという報告もある[12]．

### 自発性の低下

意識レベル低下，重度認知症など自発性低下では促しても無反応となる．

その他，錯語・保続・声量の低下・嗄声など，数唱の発話所見から得られる情報は多い．スコアには反映されない所見については反応欄に記入しておく．

## 3．数唱の難易度

数唱の通過率は71%であった（45例中，32例が正答）(図11)．

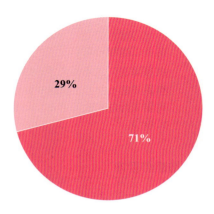

図11 数唱の通過率（N=45）

---

**発話サンプル：重度ブローカ失語**

ST 「では，1から10まで数えてみましょう．1・2・3と数えますよ．1・2・3……」
患者 「シー，ゴー，ゴン，マ…….（首を横に振る）」 0点「不可」に採点する
ST 「では，一緒に数えてみましょう」 点数に反映されないが「斉唱」を促す
患者 「(1) ハワァチ，(2) ニー，(3) ン，(4) シー，(5) ゴー，(6) …….（首を横に振る）」
　　　斉唱 「不可」にチェックする
ST 「はい．有難うございます」

# 10 物品呼称

> **物品呼称の採点法**
>
> 教示　「これは何ですか？」
>
> 　　　「ペン」
> 　　　「歯ブラシ」
> 　　　「体温計」
>
> 採点：<u>正確に言えたら可（1点）</u>，それ以外は不可とし患者の反応を記入する．
>
> - 「ペン」は，「ボールペン」も正答とする．
> - 「体温計」を「温度計」は不正答とする．
> - 構音障害による音の歪みは許すが，歪んだ旨を反応欄に記入する．
> - 無言であったり，錯語や発語失行の誤りは不可とする．音の誤りが構音障害・錯語・発語失行か判断できないときは反応をそのまま記入し保留として，採点はテスト後に行う．

## 1. 物品呼称の目的

　失語症に伴う喚語困難の評価を目的としている．「物品」は視認性が良く失語症のスクリーニングに向いている．過去の検討から「絵カード」呼称は失語症のない構音障害例や高次脳機能障害例でも誤答する偽陽性がみられた（詳細は6章Q7参照）．そのためSTADでは「物品呼称」を導入した．物品は病院やクリニックなどの環境で容易に手に入れられるものとした．なお，言語検査で使用する単語はすべてNTT親密度データベースの親密度6.0以上の高親密度語である．
　喚語困難による患者の心理的負担がみられる際には，適宜語頭音ヒントや復唱で発話を促す．手元に歯ブラシや体温計がない場合には，他の品物で代用した旨を余白に記入する．体温計は嚥下臨床でも用いられるので携帯しておくと便利である．

## 2. 物品呼称の難易度

　「ペン」＞「歯ブラシ」＞「体温計」の順に易しい（図12）．

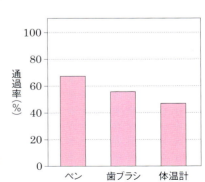

図12　物品呼称の通過率（N=45）

**「体温計」の発話サンプル：失名詞失語＋認知症**

ST　「これは何ですか？」

患者　「電熱器……じゃない，えーと……分かりません……」　0点「不可」に採点する

ST　「タ，で始まりますよ」

患者　「体温計」　「語頭音ヒント」で正答する旨を記入欄に記す．得点にはならない．

ST　「はい，結構です」

---

## Column　STADに用いる体温計のメリット

　体温計の「ピピピピッ！」を聞き取れない高齢者を多く経験しませんか？私が訪問リハビリで診療する利用者のなかには，「わたしが買う体温計はいつも壊れている．3回も買い直したのに，どれも音が鳴らないの……」と仰る90歳代の方がいらっしゃいました．

　体温計の通知音は高周波数の純音なので，加齢性難聴の天敵ですね……．ある意味，加齢性難聴のスクリーニングかもしれません．

　因みに，体温計は摂食・嚥下の臨床にもよく用いるので，私は常にケーシーのポケットに入れて携帯しています．こう考えると，体温計は，バイタルを測定できて，STAD物品呼称にも使えて，加齢性難聴を検出できて，一石三鳥なのかもしれません．

※近年では高齢者の聴力に配慮された，通知音の音圧レベルが高いものやメロディーが流れるものも開発されているようです．

# 11 図形模写

> **図形模写の採点法**
>
> 教示　「この図形をマネして書いて下さい」
>
>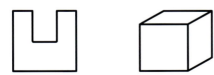
>
> 採点：正確に描けたら可（1点）とする．
>
> - 使用手をテスト用紙に記入する．
> - 不全麻痺や非利き手使用による直線の歪みは許容するが，形に歪みが生じる場合には不可と判定する．

## 1. 図形模写の目的

　ベッドサイドでは書く課題を施行し難い場合もあるが，可能な限り実施する．図形模写の目的は半側空間無視・構成障害・注意障害・認知症のスクリーニングである．他の文献の採点法を参照すると，立方体の描き方によって「27点満点」で採点するもの[13]や「7点満点」で採点するもの[14]など種々あるが，STADでは「可」「不可」の2段階で採点する．そしてSTADはあくまでスクリーニングであり，交わる直線の角度が何度までを許容するなどの基準は設けていない．以下，判断に迷うポイントに絞りサンプルを挙げながら採点基準を示す．なお，過去の検討（詳細は6章Q7参照）および記載スペースの関係から立方体の奥側の透視はなしとしている．

## 2. 採点の例（図13）

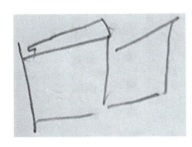

図13-1　「27段階」や「7段階」ではなくSTADでは「可・不可」の2段階評価である．これの「不可」の採点は容易．

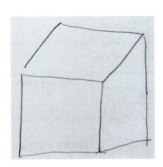

図13-2　底辺，右奥の線が直角に交わっており，上側への角度が不十分のため「不可」の採点とした．

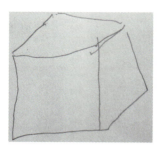 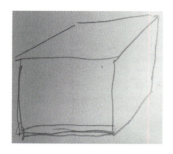

図13-3　他の縦の線と比べて最も右の縦線が斜めになっており，立体としていびつのため「不可」の採点とした．

図13-4　底辺部分の線の書き直しを許容，全体として立体感を保っているので「可」の採点とした．

### 3. 脳損傷症例によくみられる反応（図14）

脳損傷症例によくみられるサンプルを示す．

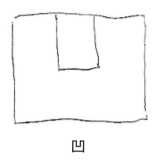 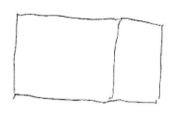

凹　　　　　　　　　　立方体

図14-1　上部が繋がり四角に近い形となる誤りが多い．

図14-2　長方形が2つ並ぶ誤りが多い．

### 4. 図形模写の難易度

立方体は「非言語検査」の中で最も難易度が高い（図15）．

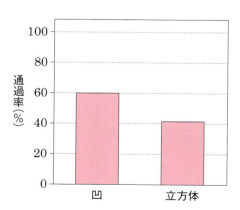

図15　図形模写の通過率（N=45）

# 12 名前書字

> **名前書字の採点法**
> 教示　「名前を漢字で書いて下さい」
> 　　　「漢字に仮名をふって下さい」
> 　　　名前書字（漢字）
> 　　　名前書字（仮名）
>
> 採点：それぞれについて姓・名ともに書けたら可（1点），それ以外は不可とし患者の反応を記入する．
> ・不全麻痺や非利き手のために拙劣であっても，文字想起が出来ていれば可とする．

## 1. 名前書字の目的

　中等度〜軽度の失語症の検出を目的としている．名前は患者にとって馴染み深いものであり，生活の中でも銀行や役所などに届け出る書類にサインを求められる機会は多い．「不可」の際には模写を促し部分的でも書字記録を残しておくと，初期・中間・最終評価時において経時的に比較しやすい．ただし，個人情報が記されるので学会発表では配慮が必要．個人によって常用漢字表外字やモーラ数で難易度が異なるのが難点．

## 2. 名前書字の難易度

　名前書字の通過率は，漢字・仮名ともに48.9%であった（45例中，22例が正答）（**図16**）．不正答であった23例中，漢字は22%（5例），仮名は13%（3例）が失語症を認めない高次脳機能障害例であった．書字障害は注意障害の最も初期から明らかになると考えられており[5]，脳損傷例の全体でみると非失語例の書字の誤りは少なくない．

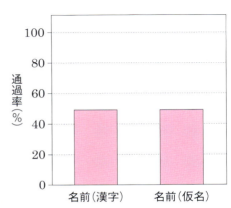

図16　名前書字の通過率（N=45）

# 13 書き取り

> **書き取りの採点法**
>
> 教示 「私が言う言葉を書き取って下さい」
>
> 　　　「とうもろこし」
> 　　　「クリスマスツリー」
> 　　　「犬も歩けば棒に当たる」
>
> 採点：正確に書けたら可（1点），それ以外は不可とし患者の反応を記入する．
>
> - 「トーモロコシ」と長音を記すのも「可」とする．
> - 「犬も歩けば棒に当たる」は仮名でも可とする．
> - 不全麻痺や非利き手のために拙劣であっても，文字想起が出来ていれば可とする．

## 1. 書き取りの目的

軽度の失語の検出を目的としている．刺激語の選定には「神経心理学入門」[5]を参照した．

## 2. 脳損傷症例によくみられる反応

「とおもろこし」「う」→「お」の誤りが多い．図17では自己修正にて「可」となっている．

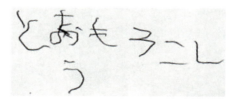

図17

「クリスマスツーリ」のように，長音の位置の誤りが多い．図18はそれに加え，「ツ」を「シ」に誤っている．

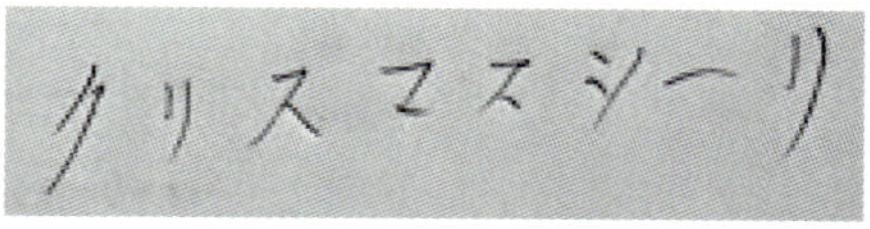

図18

**犬も歩けば棒に当たる**

「棒」の誤りが多い（図19）．仮名の表記でも書き損じがなければ「可」とする．

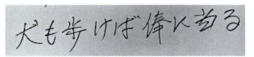

図19

## 3．書き取りの難易度

　書き取りの難易度はSTADの中で最も高い．とりわけ「犬も歩けば棒に当たる」の通過率は低く，これが正答であれば失語症はないかあっても軽度である．また，失語症がなくても，認知症・注意障害・半側空間無視，病前の書字習慣で誤ることも多い（図20）．

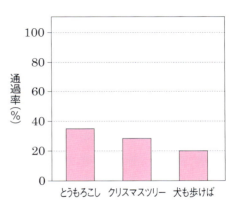

図20　書き取りの通過率（N=45）

> ### Column　書き取りによくみられる反応
>
> ・「とうもろこし」までくると，患者さんに「漢字で書くの？」とよく聞かれます．でも，とうもろこしの漢字は，「玉蜀黍」．これが書けたら，漢字博士ですね．STADは漢字検定ではないので，「漢字で書くの？」と聞かれたら「仮名でお願いします」とお伝え下さい．
>
> ・「ことわざ」は日本人が皆知っていて，皆好きです．私は過去の16年間の診療の中で，「ことわざ，嫌い！」とおっしゃる方を拝見したことは一度もありません．それから，「犬も歩けば棒に当たる」の漢字で発症前の書字習慣や教育レベルを推定できる課題だと思っています．

# 文　献

1) 加藤伸司, 他：改訂長谷川式簡易知能評価スケール（HDS-R）の作成. 老年精神医学誌, 2：1339-1347, 1991

2) 綿森淑子, 原　寛美, 宮森孝史, 江藤文夫：日本版RBMTリバーミード行動記憶検査. 千葉テストセンター, 東京（Wilson, B. A, Cockburn, J, Baddeley, A：The Rivermead Behavioural Memory Test）

3) 日本脳卒中学会Stroke Scale委員会：日本脳卒中学会・脳卒中高次脳機能スケール Japan Stroke Scale（Higher Cortical Function）（JSS-H）. 脳卒中, 23：288-291, 2001

4) 杉下守弘：MMSE-J精神状態短時間検査. 日本文化科学社, 東京, 2012

5) 山鳥　重：神経心理学入門. 医学書院, 東京, 1985

6) 小嶋知幸：14章 高次脳機能障害の評価. 高次脳機能障害学 第2版（標準言語聴覚障害学）（藤田郁代）, 第2版. 医学書院, 東京, 2015

7) Flamand-Roze C, Falissard B, Roze E, et al: Validation of a new language screening tool for patients with acute stroke: the Language Screening Test（LAST）. Stroke, 42: 1224-1229,2011

8) Nakase-Thompson R, Manning E, Sherer M, et al: Brief assessment of severe language impairments: initial validation of the Mississippi aphasia screening test.Brain Inj, 19: 685-691, 2005

9) 石合純夫：高次脳機能障害学. 医歯薬出版, 東京, 2003

10) 日本聴能言語士協会講習会実行委員会（編集）：運動性構音障害（アドバンスシリーズ・コミュニケーション障害の臨床）. 協同医書出版社, 東京, 2002

11) 日本高次脳機能障害学会Brain Function Test委員会：SLTA標準失語症検査（Standard Language Test of Aphasia）. 東京, 新興医学出版社, 2003

12) 紺野加奈江：失語症言語治療の基礎 ―診断法から治療理論まで. 診断と治療社, 東京, 2001

13) 作田浩行, 三森（甲本）夏穂, 福嶋祐子：軽度認知障害および認知症者における立方体透視図模写課題の定量化の試み ―信頼性と妥当性の検討―. 神奈川作業療法研究, 6：13-20, 2016

14) Yoichi Shimada, Kenichi Meguro, Mari Kasai, et al: Necker cube copying ability in normal elderly and Alzheimer's disease. A community-based study: The Tajiri project. Psychogeriatrics, 6: 4-9, 2006

# 言語障害スクリーニングテスト（STAD）

## 第3章

### STADの臨床応用

「包括的神経心理検査」と「スクリーニング」の違いのひとつには，既に「○○障害」と分かっているか否かが挙げられる．例えばSLTA（標準失語症検査）は，ST処方される全例に対してではなく，既に失語症の疑いありと分かっている患者に行われる場合が多い．一方，初診のスクリーニング時点では，その前段階としての多岐にわたる患者の症状を，短時間で患者の負担少なく把握する必要がある．また，初診ではスクリーニングのみならず「事前の情報収集」や「次回以降の臨床のプランニング」など言語聴覚士に求められる事項は少なくない．「初診で何をどう行ったら良いのかわからない……」と不安を訴える新人が後を絶たないゆえんとも考えられる．

そこで本章では，初期評価を効果的に遂行するためのSTADの臨床応用について記す．

【情報収集】
情報収集シート

【スクリーニング】
検査結果記入シート

【情報整理】
アセスメントシート

STADを生かす3段階シート

# 1 スクリーニングに先立つ情報収集

## 1．総合的な視点での情報収集の必要性

　言語聴覚士にとって，言語聴覚療法を開始する前に患者に関する情報を収集することは，安全かつ的確に臨床を行うために必要な行為のひとつである．特に急性期患者は全身状態も不安定であり，カルテや看護記録等医療情報を事前に確認しておくことは極めて重要となる[1]．
　STADをより効果的に生かすために，多面的な視点から過不足ない情報を収集するための「情報収集シート」を作成した（図1）．情報収集・アセスメントシート開発の目標は以下の3点である．

・カルテから必要な情報を抽出できる
・代行診療，担当変更時の申し送りに活用できる
・スクリーニング結果を臨床に結びつけられる

　開発には言語聴覚士5名が関わり修正・改定を重ねた．要点を絞り記載すれば，各所要時間はおよそ10分である．

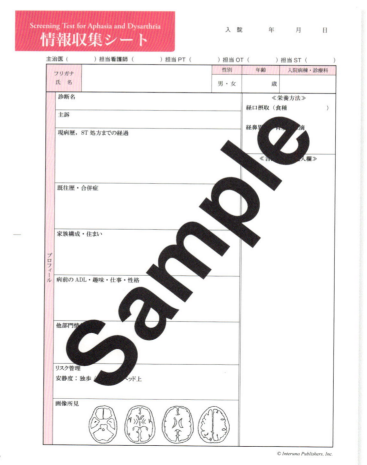

図1　情報収集シートのサンプル

## 2．予後予測や転帰先の決定に関わる要因

STADホームページに寄せられた学生のコメントに重要な示唆が含まれる．

**「STADの誤りが，脳血管障害の影響なのか？　病前からの元々の能力なのか？　判断に迷います……」**

臨床の現場でもしばしば議論されるため，これを鑑別する2つのポイントを述べる．

第1は，**病前の情報収集**である．病前の状態は，本人，家族，診療記録，他スタッフから知ることができ，他院からの診療情報提供書なども参照できる．個人内における病前（ビフォー）・病後（アフター）の差が大きいほど，今回の脳損傷の影響が強いと推測できる．とりわけ高齢者では，病態が複雑であること，個人差が大きいこと，社会的背景の影響を受けやすいことなどにより必要とされる情報は多量となる[2]．

病前の性格や生活状況，たとえば，文字を読んだり書いたりする習慣についても「情報収集シート」に記し，できるだけ病前の生活がイメージできるようにしておくと良い．なぜならば病前の活動レベルを把握することは，予後の目標設定，ラポールの成立，訓練課題の設定などに重要な役割を果たすからである．初診後に得た情報（例：フリートークからわかった病前の趣味など）は適宜このシートに追記する．

第2は，**平均的な機能と比較**することである．たとえば，SLTA「短文の書き取り」5問のうち，非失語の正答数の平均は4問である[3]．したがって，1問誤ったとしても異常ではない．また，非失語例から算出された，標準偏差（SD）も参照できる．

非脳損傷例222名のSTADの平均値および標準偏差をアセスメントシートのSTADスコア表に反映した（3章2項参照）これにより個人間での比較が可能となる．

# 2 初診と評価・診断・訓練のプロセス

## 1. アセスメントシートを活用した診療計画

　初診から評価・診断・訓練の一連の流れを作るために，スクリーニングは広い視野で漏れのないように実施することが大切である．STADで得られた所見や患者の反応をアセスメントシートに記入し情報を整理することで，その後の診療計画に効果的に活用できる (図2).

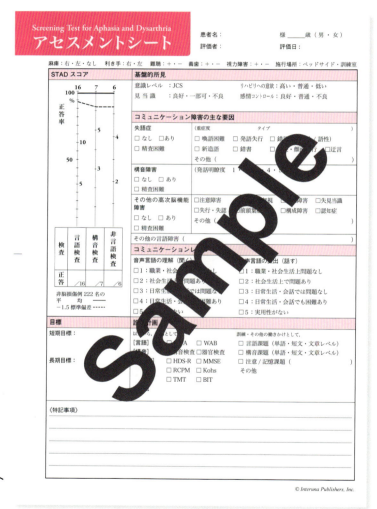

図2　アセスメントシートのサンプル

## 2. アセスメントシート記入のポイント

　感覚器・運動器の所見：アセスメントシート上部に，麻痺や聴覚視覚の障害等に関する情報を記入する．

### STADスコア

　言語・構音・非言語検査の点数をプロットする．
　点線は，50歳以上の非脳損傷例222名（男性91名・女性131名，平均年齢67.1歳）における平均と－1.5標準偏差を示している（詳細は5章1項参照）．
　－1.5SDを下回る場合何らかの問題が疑われる（図3）が，それが失語症・構音障害・その他の高次脳機能障害（以下，高次脳機能障害）などの何れの問題によるのかは，以下のアセスメントを通して推定していく．言語障害の確定診断には，STADスコアだけでなくスクリーニング時の態度や会話における患者の反応，前述の情報収集から総合的に判定する必要がある．

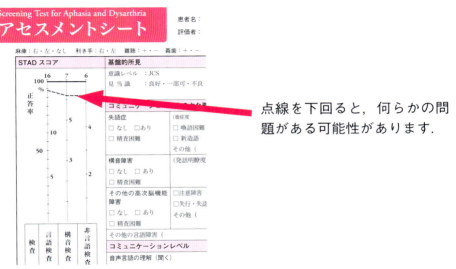

図3　非脳損傷例222名の－1.5SD

### 基盤的所見

　1章ではSTADのアルゴリズムを，人の精神活動の知・情・意，および3種のフレームワークから解説した．STADを通してインテーク面接ではまず人の精神的活動の土台を意識レベル，情動レベルと階層的にみていく（図4）．

・意識があるか・ないか（意識レベル・見当識・アイコンタクトから）
・情動が安定か・不安定か（リハビリへの意欲・感情コントロールから）

　基盤的所見欄の左側に意識，右側に情動に関連する事項について記入する．また，JCS I 桁の下位分類は，言語障害などの理由で明記できないこともある．その場合には「I 桁」の記載に留める．

### コミュニケーション障害の主な要因

次に，失語症・構音障害・高次脳機能障害のあり・なしを要素的にみていく（図5）．主に失語症は言語検査，構音障害は構音検査，高次脳機能障害は非言語検査の反応を観察する．「コミュニケーション障害の主な要因」の欄には，各障害の有無，特徴的な症状にチェックを入れ，その他の症状は余白に記入する．症状の有無を確定できない際には，語尾に「疑い」，または「s/o」（suspect of，可能性が高いの略）と記入する．

### コミュニケーションレベル

能力障害として失語症重症度尺度[4]を参照し，コミュニケーションの理解・表出レベルを，1：職業・社会生活上問題なし〜5：実用性がない，までの5段階で表す．日常生活・会話とは家庭内（肉親または家族間）での問題の有無を示す．職業・社会生活は家庭以外の他人との問題の有無を示す．

発症3ヵ月以降に判定される身体障害者手帳の等級の目安は4以上が3級，2以上が4級に概ね該当する．

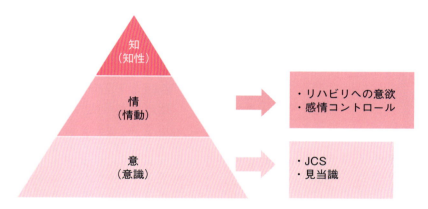

図4 人の精神的活動．意識・情動は高次脳機能の土台（文献5を参考に作図）

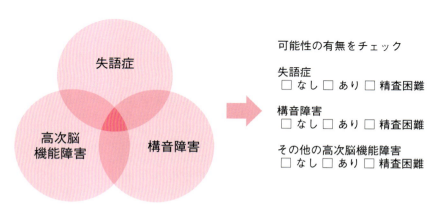

図5 コミュニケーション障害の主な要因（文献6を参考に作図）

## 目標

短期目標・長期目標を記入する．記入に際してはSTADのみならず，医学的側面・本人や家族の希望・家族構成・元々のADL・脳画像所見・社会的環境などを総合して計画を立てる．

転帰先として回復期リハ，維持期リハや直接自宅へ戻る，あるいは老人保健施設や特別養護老人ホーム，療養型病院へ移る可能性もありうる．急性期では処方が出て一週間程度（発症から約2週間）で言語聴覚療法の継続介入の必要性について判断を求められることも多いので[1]，スクリーニングもこのことを念頭に置いて行う．

ただし，医学的治療の見通しが立たない場合などには，長期目標「今後検討」や「未定」の記載に留まる場合も臨床的には多い．

## 診療計画

以上を総合し今後2〜4回のセッションで行う評価・訓練・その他の計画について記入する．

## 特記事項

セラピストが自由に記載できるようフリースペースを設けた．

なお，情報収集・アセスメントシートにおいて，初回にすべての情報を収集することは時間や患者の疲労の関係から困難なこともある．経過の中で適宜修正・変更を加えていく必要がある．

## Column 高次脳機能の乖離と除外診断

### 高次脳機能の乖離

　STADの所見から診療方針を立てるには，A（例：失語症）が「ある」ことと同時に，A以外の要因が「ある」「ない」を推定しましょう．たとえば，失語症例の非言語能力の推定は，インスリンの自己注射が可能か[7]？，自動車運転が可能か？の判断など，予後予測にも繋がります．

　STADにおいて，失語症の単独例では言語検査が不良の一方，非言語検査が良好である乖離を呈することが多いです．また，失語症以外の障害がある場合は，言語検査以外の検査も低下します．

### 二重乖離

　上記は失語症単独の場合を例にとりましたが，その他の高次脳機能障害（以下，高次脳機能障害）では，日常会話はできるけれど行為の問題があるという逆パターンの乖離になります．

　失語症・高次脳機能障害をあり・なしで分類すると，1：なし・なし，2：あり・なし，3：なし・あり，4：あり・あり，の4パターンになりますね．2と3

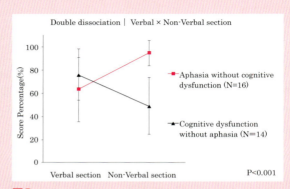

図6

の患者は，STADの言語・非言語検査でどのような分布を示すでしょうか？

　図6のピンクで示した高次脳機能障害を認めない失語症16例の平均値は，言語検査が非言語検査に比べ不良です．一方で，黒で示した失語症を認めない高次脳機能障害14例は，非言語検査が言語検査に比べ不良です．

　失語症例の乖離と，高次脳機能障害例の逆側の乖離は，グラフ上交差し，両者は併せて「二重乖離」と呼ばれます．そして，この二重乖離は，失語症・高次脳機能障害のほか，STADのすべての組み合わせで確認されました（図7）[8]．

### STADの構成要素

　Teuber（1955）は二重乖離から脳の機能局在を明らかにしました．病巣aでは症状Bが出ず症状Aが出る．病巣bでは症状Bが出て症状Aが出ない．このような二重乖離を認める場合は，症状Aと病巣a，症状Bと病巣bの対応を考えることができます[9]．

　STADの乖離は「言語検査」は失語症，「構音検査」は構音障害，「非言語検査」は高次脳機能障害に反応していることを示します．また，逆側の乖離もみられる結果

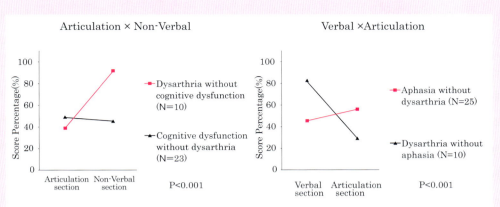

図7

は，STADが推定する失語症，構音障害，高次脳機能障害がそれぞれ異なる構成要素で成り立っていることを示唆します．

　臨床的には，失語症・構音障害・高次脳機能障害の何れかが「ある」ことと同時に，それ以外の要因が「ない」ことを推定することが重要です．また，除外診断は「r/o」（rule out：「〜を除外せよ（する必要あり）」）の表記でカルテに頻出するので併せて押さえましょう．

# 3 コミュニケーション障害の重症度判定

## 1. 解釈基準

　STADスコアはコミュニケーション障害の重症度を反映する．包括的検査が困難な症例にも短時間で実施でき，障害の特性や重症度を把握できるメリットがある．あくまで簡易スクリーニングとしてではあるが，STADスコアと各障害の重症度判定の目安を示す．

## 2. 失語症の重症度分類の作成

　脳損傷症例急性期45例のうち失語症を認める31例を，Goodglassらの重症度分類に基づき重度・中等度・軽度に分類し，各症例のSTAD「言語検査」スコアを後方視的に観察した．

　図8は失語例の重症度別ヒストグラムを示している．横軸はSTAD言語検査スコアであり，左ほど不良，右ほど良好を示す．縦軸は，それぞれの点数における人数を示す．グラフに重度例をピンク，中等度例を黒，軽度例を薄ピンクに示すと，重症度によって症例の分布は異なり，重度例はグラフ左側（低得点）に多く，軽度例は右側（高得点）に多い傾向が認められる．この分布から失語症の程度と点数をみると大まかに，0～4点：重度，5～9点：中等度，10点～：軽度の範囲に分布した．したがってSTADによる失語症重症度判定の目安として上記を参照できる．

| 言語検査スコアと失語症の重症度 | |
|---|---|
| 0～4点 | 重度 |
| 5～9点 | 中等度 |
| 10点～ | 軽度 |

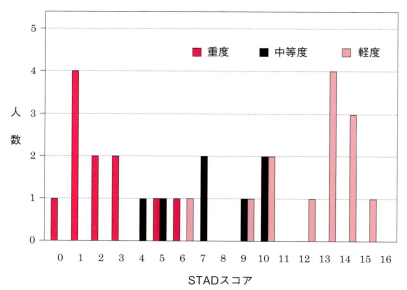

図8　言語検査と失語症の重症度

## 3. 構音障害の重症度分類の作成

次に，構音障害16例の分布を示す．図9は同じく横軸がスコア，縦軸が人数のヒストグラムを示している．重症度は重度をピンク，中等度を黒，軽度を薄ピンクで示した．

重度例は0〜1の低得点に分布した．ただし，軽度例であっても0点など分布はいびつであり，構音障害の重症度分類はSTADスコアのみで示すことは困難と考えられた．したがって構音障害に対してはSTADスコアと発話明瞭度とを併せて判定する必要がある．

> **構音検査スコアと構音障害の重症度**
> ・構音検査は偽陽性が多いためここでの明記は控える（2章4・7項参照）．
> ・発話明瞭度と併せて重症度を判定する．

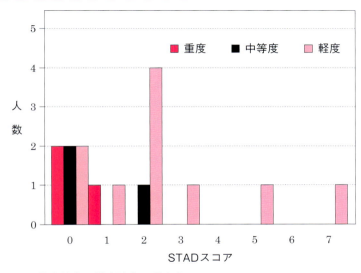

図9　構音検査と構音障害の重症度

## 4. 高次脳機能障害の重症度分類の作成

高次脳機能障害例では障害の種類が多彩のため，高次脳機能障害あり・なしに分けた．障害ありをピンク，障害なしを薄ピンクで示した（図10）．

全般的に高次脳機能障害あり（30例）が左側の低得点，障害なし（15例）が右側の高得点に分布していることがわかる．重症度分類の指標として障害あり例を1/3パーセンタイル毎に分類すると，0〜1点：重度，2〜4点：中等度，5点〜：軽度の範囲に分布した．以上の重症度判定を活用しSTADアセスメントにおける参考値とできる．

> **非言語検査スコアと高次脳機能障害の重症度**
> 0〜1点　｜　重度
> 2〜4点　｜　中等度
> 5点〜　　｜　軽度

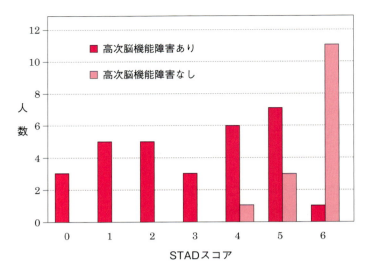

図10　非言語検査と高次脳機能障害の有無

## 5. 定量的評価のメリット

　こうした定量的な評価が行えることはSTADの特徴の一つであり，各自で作成したスクリーニングにはないメリットでもある．

　初診のみでなく経時的にSTADを施行することで患者のコミュニケーション機能の推移を客観的に捉えることができる．さらに，セラピスト間での情報共有や，他職種に向けて説得力のある指標となりうるだろう．

# 4 訓練教材の運用の効率化

## 1. STADシートと教材管理効率化の提案

　言語聴覚士の臨床では机上訓練などでプリントを多く用いる．しかし，各患者に合わせて用意すると相当の分量となり，毎回の臨床の度に教材を揃えるのも労力を要する．STADと関連しこれらの効率化を図る運用を提案する．

　多くの施設では，本カルテとSTカルテ（教材ファイル）の2種類で運用されていると思われる．STAD関連シートと教材ファイルの管理として，以下の活用が考えられる．

### 情報収集シート

　A4の見開きタイプのファイル表紙に「情報収集シート」を挟むと，患者プロフィールが一目でわかる（図11）．「病前のADL」や「リスク管理」もわかり易くまとめられる．患者の安全に関わるような重要な事項については，朱書きで大きく記しておくと自身の覚え書きとしても他スタッフにとっても親切である．初診で記入しきれない項目，たとえば，後の臨床からわかった趣味，家族状況，住まいなどもこれに追記すると良い．

### アセスメントシート

　ファイルの見開きの内側には教材をまとめて入れておく．図12は，見開き左側に「アセスメントシート」，右側に「数日分の教材」が入っている．左側には他の検査結果を挟むこともできる．

　このような「教材ファイル」を用意しておくことで，その都度教材を用意する手間を効率化でき，引き継ぎの際にはこのファイルにコメントを添えて同僚に申し送りを行うことができる（図12の付箋（矢印）には安静度や訓練内容について記している）．

## 2. STADと摂食・嚥下の臨床

　STADに摂食・嚥下のスクリーニングは含まれないが，嚥下の先行期（認知期）の問題を把握するためには患者の認知機能を評価する必要がある[10]．嚥下機能自体のスクリーニング検査と併用すると効果的である．また，STADに先行し摂食・嚥下の診療を行う際にも「情報収集シート」を記入し患者の基本情報を把握しておくと良い．

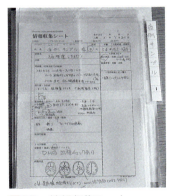

図11　情報収集シート

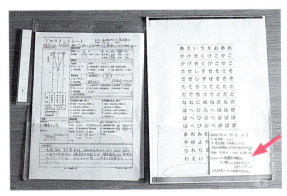

図12　アセスメントシート

# 5 慢性期臨床での STAD 活用

近年，高齢者施設や訪問リハビリなど，慢性期における言語聴覚療法の需要が高まっている．十分な時間や予算が取れない厳しい現場であっても，STAD を有効に活用することで信頼性・妥当性のある評価を示すことができる．多忙な業務の中でもコミュニケーションの専門職として定期的な評価を蓄積していくことは重要である．

## 1. 慢性期の STAD 申請者の声

STAD ホームページには，慢性期リハビリテーションに携わる言語聴覚士からの問い合わせも多い．主な申請理由は以下の 3 点である．

### 検査に時間をかけずに評価をしたい

急性期や回復期では多くの場合，個別で 1 時間週 5 回，あるいは日曜も含めた週 7 回の介入が行えるので，1 ～ 2 時間かかる神経心理学的検査も必要に応じて施行できる．

一方慢性期ではそのような時間の確保は難しい．1 回 / 週のサービスであったり，1 回にかけられる時間も限られる環境下において，STAD の効率性が役立つ．

### 検査道具が少ない，あるいはない

神経心理検査の多くは高価である．設置母体の小さなクリニックや看護ステーションでこれをまかなうのは難しい場合もある．その結果「（他にないので）本来は認知症の検査だけど…」とわかりつつも失語症評価として「HDS-R」が用いられることも多いと聞く．このような悩みを解決するものとして STAD が経済的である．

### テストの信頼性・妥当性

STAD には，切り貼りした自作のスクリーニングにはないエビデンスが蓄積している．慢性期において「できるだけ短時間でかつしっかりと評価したい」という要望は多い．

## 2. 慢性期の STAD 活用例

慢性期におけるリハビリ目標の一つは，今より悪くならないことが挙げられる．加齢に伴う変化は不可避であり数ヵ月・数年の単位で状態が変わらないことは重要な目標になりうる．

しかし，中には発症して数年を隔てた後，リハビリを通して部分的に改善することもある．

経時的にスクリーニングを行うことで簡易に経過を追うことができ，検査結果記入シートの裏面に記入する図形模写や書字は視覚的に変化を訴えやすい（図 13）．初診（ビフォー）と介入後（アフター）についてポジティブなフィードバックを行えると，リハビリ効果に関する手応えや一定の達成感を得られる場合が多い．

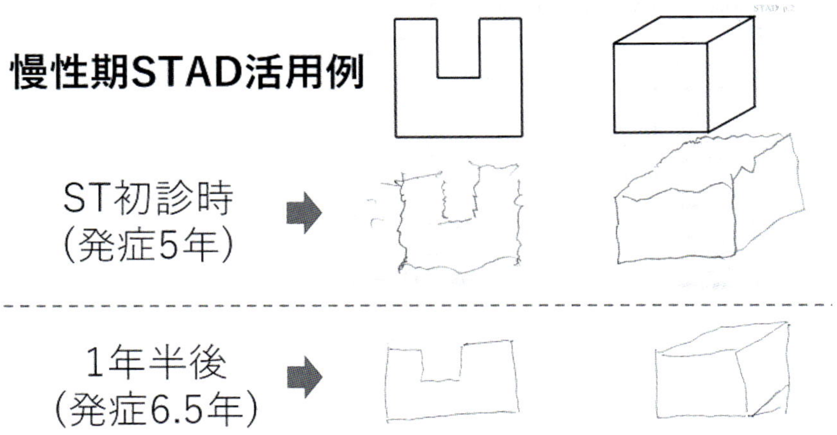

## 慢性期STAD活用例

ST初診時
（発症5年）　➡

1年半後
（発症6.5年）　➡

図13　STADの図形模写（凹と立方体）

## 文　献

1) 立石雅子，勝木準，有馬有里，他：急性期言語リハビリテーションの指針．日本言語聴覚士協会学術部急性期リハビリテーション小委員会，2005
2) 宮越浩一，編：高齢者リハビリテーション実践マニュアル．メジカルビュー社，東京，2014
3) 日本高次脳機能障害学会Brain Function Test委員会：SLTA標準失語症検査（Standard Language Test of Aphasia）．東京，新興医学出版社，2003
4) 笹沼澄子，伊藤元信，綿森淑子，他：失語症の言語治療．医学書院，東京，1982
5) 山鳥　重：ヒトはなぜことばを使えるか　―脳と心のふしぎ．講談社現代新書，東京，1998
6) 紺野加奈江：失語症言語治療の基礎―診断法から治療理論まで．診断と治療社，東京，2001
7) 小薗真知子：高次脳機能障害を伴う失語症例のインスリン自己注射の獲得過程．高次脳機能研究，26：180-188，2006
8) Kentaro Araki, Daisuke Matsuzawa, Junko Fujitani, et al: Development of the Screening Test for Aphasia & Dysarthria. Florida, ASHA convention, 2014
9) 山鳥　重：神経心理学入門．東京，医学書院，1985
10) 福岡達之：言語聴覚士のための摂食嚥下リハビリテーションQ＆A ―臨床がわかる50のヒント．協同医書出版社，東京，2016

# 言語障害スクリーニングテスト（STAD）

## 第4章

### ケースシリーズ

STADは，コミュニケーション障害のスクリーニングとして開発されたものである．しかしながら単なるチェックシートと異なるのは，情報収集シート，さらにテスト実施後のアセスメントシートに記入することで問題点の整理ができることである．とくに急性期や慢性期など複雑で時間を要する検査ができない症例では，初期言語聴覚療法の指針として有効に活用することができる．

以下，STADを用いて初期言語聴覚療法を計画した3症例を紹介する．コミュニケーション障害の種類は，失語症，構音障害，認知機能低下例を選定した．

# 1 症例Ⅰ：軽度意識障害が残存する急性期失語症（発症3日）

> 症例Ⅰ：女性　95歳
> 原疾患：心原性脳梗塞
> 身体レベル：Brunnstrom stage　右上肢Ⅳ～Ⅴ，手指Ⅳ～Ⅴ，下肢Ⅴ

## 1. 症例Ⅰの経過

　発症3日目のインテーク面接時，意識レベルは清明といえず，情動面でも不安が強い状態であった．さらに，重篤な失語症とその他の高次脳機能障害（以下，高次脳機能障害）を合併していることが推察された．

### インテーク時の障害像のシェーマ

　1章に示したシェーマから捉え，意識・情動の不安定性を左下の「人の精神的活動」のグレーの領域に示す．失語症と高次脳機能障害の合併を，右下の「コミュニケーション障害の主な要因」の円が重なるグレーの領域で示す（図1）．障害されている領域は経過とともに変化しうる．とりわけ急性期での変化は大きい（次項参照）．

**経過**：発症初期にはセラピストの手を握りしめ涙をためる様子がみられたが，説明を繰り返すと心理面は徐々に安定した．状況判断は良好であり排泄・歩行含む病棟内 ADL は早期に自立，経口摂取も早期に可能となった．

**転帰**：発症24病日後に自宅退院し訪問リハビリにて言語聴覚療法継続となった．

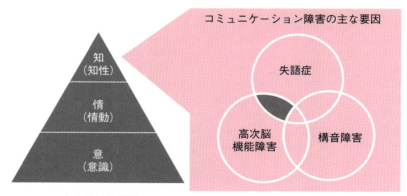

図1　症例Ⅰの所見（左図は文献1，右図は文献2を参考に作図）

## 2. 症例Ⅰの考察

### 急性期病院での初期評価

標準失語症検査（SLTA）など包括的失語症検査はふつう3ヵ月以上を隔てる必要がある．また，検査から得られる患者の反応の詳細は本格的言語リハビリテーション計画を立てるための資料となり，検査には患者の側にもかなりの負担がかかる．そのため，吉野（2001）は転院先で言語聴覚療法が行われるとわかっている場合には，検査を控え簡易的評価に留めるのが患者の利益にかなっており良心的と指摘している[3]．早期に転院が予測される本症例では，短時間で負担少なく行えるSTADで経過を追った．

### 長期目標の設定は病前ADLの把握が必須

本症例は，95歳と高齢であり頭部CT画像では脳の萎縮が認められた．仮に発症以前から認知症がみられる場合には，言語機能の回復や転帰先を含めた予後には不利となる（3章1項参照）．初診のみでこれを判断することは困難であったため，その後のリハビリと病棟ADLの進行状況（不穏がないか？　判断力が保たれるか？　徘徊など問題行動がないか？）や，家族から病前の様子を伺う必要があった．実際には認知症は認められず全般的な知的機能が保たれていたことが，早期家庭復帰に繋がる一因と考えられた．

▶症例Ⅰの情報収集シート

第4章　ケースシリーズ

▶症例Ⅰの初回検査結果記入シート

## Screening Test for Aphasia and Dysarthria
### 検査結果記入シート

検者：検査太郎　　施行日：Y月Z+3日

氏名：症例Ⅰ　様　95歳　原疾患：(脳梗塞)・脳出血・SAH・その他（　　　）　発症日：Y月Z日

| | 指示 | | 反応 | | 言語 | 構音 | 非言語 |
|---|---|---|---|---|---|---|---|
| アイコンタクト | *挨拶（おはようございます／こんにちは） | | | + ⊖ − | | | 1, ⓪.5, 0 |
| | 言葉のことで困ることはありませんか？（主訴） | | オ…, ア…, オォ… | | | | |
| 名前発話 | *お名前を教えて下さい | | ア, オ… | 可 (不可) | 1, ⓪ | | |
| | （不可）→ あなたは（誤った名前；例：坂井）さんですか？ | | n.r | 可 (不可) | | | |
| | （可）→ あなたは（正しい名前）さんですか？ | | | (可) 不可 | | | |
| 見当識 | 今日は何月何日ですか？（前後2日以内は正答） | | | (可) 不可 | 1, ⓪ | | 1, 0.5, ⓪ |
| | （不可）→ 春・夏・秋・冬からポインティング | | | (可) 不可 | | | |
| | （季節が可）→ 前後4カ月からポインティング | | | 可 不可 | | | |
| 構音器官 (模倣可) | *上の唇をなめて下さい | | 指示入らず | 良好 (不良) | | 1, ⓪ | |
| | 舌を左右に動かして下さい | | | 良好 不良 | | 1, 0 | |
| | 舌を出したり引いたりして下さい | | | 良好 不良 | | 1, 0 | |
| | 頬を膨らませて下さい | | | 良好 不良 | | 1, 0 | |
| 指示理解 | *目を閉じて下さい | | | 可 (不可) | 1, ⓪ | | |
| | 耳を触って下さい | | | 可 (不可) | 1, ⓪ | | |
| | 手を握ったり開いたりして下さい | | | 可 不可 | 1, 0 | | |
| 手指構成模倣 | *マネをして下さい　　Ⅰ, Ⅳ, Ⅴリング（チョキ） | | | (可) 不可 | | | 1⓪ 0 |
| | 　　　　　　　　　Ⅰ, Ⅲ, Ⅳリング（キツネ） | | | (可) 不可 | | | 1⓪ 0 |
| 構音交互運動 | *マネをして下さい　　パパパ… | | | 可 (不良) | | 1⓪ 0 | |
| | タタタ… | | | 良好 不良 | | 1, 0 | |
| | カカカ… | | | 良好 不良 | | 1, 0 | |
| 復唱 | *マネをして下さい　　ウミ | | ウ… | 可 不可 | 1⓪ 0 | | |
| | タマゴ | | | 可 不可 | 1, 0 | | |
| | テブクロ | | | 可 不可 | 1, 0 | | |
| 数唱 | 1から10まで声を出して数えてみましょう | | | 可 不可 | 1, 0 | | |
| | （不可）→ 斉唱 | | | 可 不可 | | | |
| 物品呼称 | *これは何ですか？　　ペン | | n.r | 可 (不可) | 1, ⓪ | | |
| | 歯ブラシ | | | 可 不可 | 1, 0 | | |
| | 体温計 | | | 可 不可 | 1, 0 | | |
| 図形模写 使用手 右・左 | *この図形をマネして書いて下さい　⊔ | | | 可 (不可) | | | 1⓪ 0 |
| | ▱ | | | 可 (不可) | | | 1⓪ 0 |
| 名前書字 | **名前を漢字で書いて下さい | | | 可 不可 | 1, 0 | | |
| | 漢字に仮名をふって下さい | | | 可 不可 | | | |
| 書き取り | 私が言う言葉を書き取って下さい　　とうもろこし | | | 可 不可 | 1, 0 | | |
| | クリスマスツリー | | | 可 不可 | 1, 0 | | |
| | 犬も歩けば棒に当たる | | | 可 不可 | 1, 0 | | |
| | 合計 | | | | 0 /16 | 0 /7 | 2.5 /6 |

【持参用具】ペン，歯ブラシ，体温計　*以降，難易度が高くなるため負担に配慮する．　**囗が不可の際には省略可．

© Interuna Publishers, Inc.

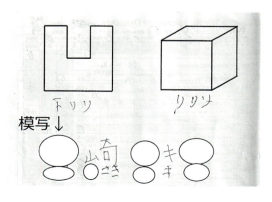

模写↓

- 視線がやや定まらずアイコンタクト±，意識清明とはいえない（2章1項参照）．
- 構音障害が認められなくても口腔顔面失行や失語症で構音検査を失点する場合がある（2章4・7項）．
- STADの中で最も易しい「目を閉じて下さい」が不可．重篤な失語症が予測される（2章5項）．
- 手指構成模倣が可能であり，相対的に言語機能と非言語機能の乖離がうかがわれる．
- 名前模写を試みると仮名を振る反応がみられた．一部は表記可能であり訓練を通して今後の回復が期待される．

▶症例Ⅰの初回アセスメントシート

## Screening Test for Aphasia and Dysarthria
# アセスメントシート

患者名：症例Ⅰ　　　　様　　95　歳（男・⑨）
評価者：検査太郎　　　　評価日：Y 月　Z+3 日

麻痺：右・左・⑨し　利き手：⑨・左　難聴：＋・⊖　義歯：＋・⊖　視力障害：＋・⊖　施行場所：⑨ッドサイド・訓練室

**第4章　ケースシリーズ**

### STAD スコア

```
        16    7    6
   100 ┐
    ％ │
正
答
率
```

| 検査 | 言語検査 | 構音検査 | 非言語検査 |
|---|---|---|---|
| 正答 | 0 /16 | 0 /7 | 2.5 /6 |

非脳損傷例 222 名の
平　　均　　——
−1.5 標準偏差 -----

### 基盤的所見

意識レベル：JCS　Ⅰ桁　　　　リハビリへの意欲：高い・⑨通・低い
見 当 識：良好・一部可・⑥良　　感情コントロール：良好・普通・⑥良

### コミュニケーション障害の主な要因

**失語症**　　　　　　（重症度）　**重度**　　　タイプ　**全失語**　　　）
☐ なし　☑ あり　　☑ 喚語困難　☑ 発語失行　☐ 錯語（音韻性 / 語性）
☑ 精査困難　　　　☐ 新造語　☑ 錯書　☑ 口腔・顔面失行　☐ 迂言
　　　　　　　　　その他（　　　　　　　　　　　　　　　）

**構音障害**　　　　　（発話明瞭度　1・2・3・4・5）
☑ なし　☐ あり
☐ 精査困難

**その他の高次脳機能障害**　☑注意障害　☐ 半側空間無視　☐ 記憶障害　☐ 失見当識
☐ 失行・失認　☐ 前頭葉症状　☐ 構成障害　☐ 認知症
☐ なし　☑ あり　　その他（　　元々の認知機能について要確認　　）
☑ 精査困難

その他の言語障害（　　　　　　　　　　　　　　　　　　）

### コミュニケーションレベル

**音声言語の理解（聞く）**
☐ 1：職業・社会生活上問題なし
☐ 2：社会生活上で問題あり
☐ 3：日常生活・会話では問題なし
☐ 4：日常生活・会話でも困難あり
☑ 5：実用性がない

**音声言語の表出（話す）**
☐ 1：職業・社会生活上問題なし
☐ 2：社会生活上で問題あり
☐ 3：日常生活・会話では問題なし
☐ 4：日常生活・会話でも困難あり
☑ 5：実用性がない

### 目標

**短期目標：**
経口摂取の確立。
失語・認知機能の精査・訓練。

**長期目標：**
回復期経由か？方向性について今後検討が必要。

### 診療計画

以上から，評価として，
[言語]　☐ SLTA　☐ WAB
[構音]　☐ 構音検査　☐ 器官検査
[高次脳]　☐ HDS-R　☐ MMSE
　　　　　☐ RCPM　☐ Kohs
　　　　　☐ TMT　☐ BIT
その他　重篤な失語症のため，できる
検査は限られている

訓練・その他の働きかけとして，
☑ 言語課題（単語・短文・文章レベル）
☐ 構音課題（単語・短文・文章レベル）
☑ 注意 / 記憶課題（運筆練習　　　）
その他
　家族へインフォームドコンセント
　ラポール形成・心理的フォロー
　名前・住所の模写
　漢字⇔漢字カードのマッチング

### 《特記事項》

開眼を保っており覚醒度は悪くないが，重篤な失語症の影響もあり見当識は不明。日を変えて確認する。
病巣から今後ブローカ失語への移行も考えられるが，長期にわたる失語症残存が予測され，回復期リハや訪問リハなど言語聴覚士の何らかの介入が必要か。自宅復帰について家族の受け入れ（どの程度の ADL であれば在宅が可能か？）と，院内 ADL の状況について他職にも確認していく。ST としては経口摂取の確立と，有効なコミュニケーション手段についても含めて初期評価を進めていく。

© Interuna Publishers, Inc.

# 症例Ⅰ：フォローアップSTAD（発症43日）

## 1. 症例Ⅰの退院後の経過

症例Ⅰは急性期病院に入院時の発症3日目に，1回目のSTAD評価を行った．入院24日目に退院の後，訪問リハビリで言語聴覚療法が継続され，STADスコアの変化を追うことができた症例である．

発症から，43日目に外来にて医師の診察に先立ちSTAD再検査・評価を行った．

### フォローアップ時の障害像のシェーマ

フォローアップ時の発症43日目には，意識清明で情動も安定しており，精神活動の基盤は保たれていた．発症3日（インテーク）時のグレーで示した意識，情動の不安定性は消失している（図2）．コミュニケーション障害の主な要因が中等度ブローカ失語であることが明確になった．

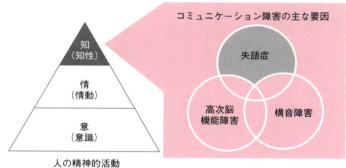

図2 症例Ⅰの所見（左図は文献1，右図は文献2を参考に作図）

## 2. 非言語機能と予後予測

江原（2016）はSTADを用いて脳血管疾患例の予後を検討した結果，急性期失語症の改善に関わる因子の一つとして「手指構成模倣」が初期より保たれることを挙げている[4]．本症例の言語機能は良好な経過を辿ったが，初診時の手指構成模倣に注目すると2問とも正答しており江原の研究と一致する．非言語機能の要因が失語症の予後と関連すると論じられる他報[5]と併せて考えると「急性期から非言語機能の保たれる症例は言語機能の回復が見込める」と一般化できる可能性がある．今後もこのようなSTADを用いたエビデンスが蓄積されることで，より精度の高い予後予測や結果の解釈に繋がるものと考えられる．

▶症例Ⅰ－43病日後再検査

## Screening Test for Aphasia and Dysarthria
検査結果記入シート

検者: 検査太郎　施行日: Y月Z+43日

氏名: 症例Ⅰ　様　95歳　原疾患:(脳梗塞)・脳出血・SAH・その他(　)　発症日: X年Y月Z日

| | 指示 | | 反応 | 言語 | 構音 | 非言語 |
|---|---|---|---|---|---|---|
| アイコンタクト | *挨拶（おはようございます／こんにちは） | | ⊕ ± − | | | (1), 0.5, 0 |
| | 言葉のことで困ることはありませんか？（主訴） | | アンマリ… | | | |
| 名前発話 | *お名前を教えて下さい | | 可　不可 | (1), 0 | | |
| | （不可）→ あなたは（誤った名前；例：坂井）さんですか？ | | 可　不可 | | | |
| | （可）→ あなたは（正しい名前）さんですか？ | | 可　不可 | | | |
| 見当識 | 今日は何月何日ですか？（前後2日以内は正答） | | 可　(不可) | | | |
| | （不可）→ 春・夏・秋・冬からポインティング | | (可)　不可 | | | 1, (0.5), 0 |
| | （季節が可）→ 前後4カ月からポインティング | | 可　(不可) | | | |
| 構音器官<br>（模倣可） | *上の唇をなめて下さい | | (良好)　不良 | | (1), 0 | |
| | 舌を左右に動かして下さい | | (良好)　不良 | | (1), 0 | |
| | 舌を出したり引いたりして下さい | | (良好)　不良 | | (1), 0 | |
| | 頬を膨らませて下さい | | (良好)　不良 | | (1), 0 | |
| 指示理解 | *目を閉じて下さい | | (可)　不可 | (1), 0 | | |
| | 耳を触って下さい | | (可)　不可 | (1), 0 | | |
| | 手を握ったり開いたりして下さい | | (可)　不可 | (1), 0 | | |
| 手指<br>構成模倣 | *マネをして下さい　Ⅰ, Ⅳ, Ⅴ リング（チョキ） | | (可)　不可 | | | (1), 0 |
| | Ⅰ, Ⅲ, Ⅳ リング（キツネ） | | (可)　不可 | | | (1), 0 |
| 構音<br>交互運動 | *マネをして下さい　パパパ… | | (良好)　不良 | | (1), 0 | |
| | タタタ… | | (良好)　不良 | | (1), 0 | |
| | カカカ… | | (良好)　不良 | | (1), 0 | |
| 復唱 | *マネをして下さい　ウミ | | (可)　不可 | (1), 0 | | |
| | タマゴ | | (可)　不可 | (1), 0 | | |
| | テブクロ | テブク…／OK | (可)　不可 | (1), 0 | | |
| 数唱 | 1から10まで声を出して数えてみましょう | | (可)　不可 | (1), 0 | | |
| | （不可）→ 斉唱 | | 可　不可 | | | |
| 物品呼称 | *これは何ですか？　ペン | ペペ…ペイタン | 可　(不可) | 1, (0) | | |
| | 歯ブラシ | | (可)　不可 | (1), 0 | | |
| | 体温計 | チ、テ、タイテ… | 可　(不可) | 1, (0) | | |
| 図形模写<br>使用手<br>右・左 | *この図形をマネして書いて下さい　凹 | | (可)　不可 | | | (1), 0 |
| | ⬛ | | 可　(不可) | | | 1, (0) |
| 名前書字 | **名前を漢字で書いて下さい | | 可　(不可) | 1, (0) | | |
| | 漢字に仮名をふって下さい | | 可　(不可) | 1, (0) | | |
| 書き取り | 私が言う言葉を書き取って下さい　とうもろこし | | 可　不可 | 1, 0 | | |
| | クリスマスツリー | | 可　不可 | 1, 0 | | |
| | 犬も歩けば棒に当たる | | 可　不可 | 1, 0 | | |
| | | | 合計 | 9/16 | 7/7 | 4.5/6 |

【持参用具】ペン，歯ブラシ，体温計　*以降，難度が高くなるため負担に配慮する．　**回が不可の際には省略可．

© Interuna Publishers, Inc.

第4章　ケースシリーズ

部分ヒント

- 見当識の季節のポインティングが可能（0.5点），月のポインティングは不可（0点），併せて0.5点が配点される．患者の全体の印象から失見当識というより失語症による誤りと思われた．
- 復唱において教示の繰り返しの制限は設けていない（p21，「よくある質問」）．
- 立方体は底辺が直線となっているため不可の採点とした（2章11項）．
- 漢字の名前書字は赤で示した部分ヒントで表記可能となっている．STAD裏面に記入する図形模写や書字は，再評価時に視覚的に比べることで肯定的なフィードバックに繋げやすい（3章5項）．

▶症例Ⅰ－43病日後再評価

## Screening Test for Aphasia and Dysarthria
# アセスメントシート

患者名：症例Ⅰ　　　様　　95　歳（男・⊗女⊗）
評価者：検査太郎　　　評価日：Y 月　Z+43 日

麻痺：右・左・⊗なし⊗　利き手：⊗右⊗・左　難聴：＋・⊖　義歯：＋・⊖　視力障害：＋・⊖　施行場所：ベッドサイド・訓練室　　診察室

| STAD スコア | 基盤的所見 |
|---|---|

### 基盤的所見

意識レベル　：JCS　Ⅰ-0　　　　リハビリへの意欲：高い・⊗普通⊗・低い
見 当 識　：良好・⊗一部可⊗・不良　　感情コントロール：良好・⊗普通⊗・不良

### コミュニケーション障害の主な要因

失語症　　　（重症度　中等度　　　タイプ　ブローカ失語　　　　　）
□ なし　☑あり　　☑喚語困難　☑発語失行　☑錯語（音韻性 / 語性）
□ 精査困難　　　□ 新造語　☑錯書　□ 口腔・顔面失行　□迂言
　　　　　　　　その他（　　　　　　　　　　　　　　　　　　　）

構音障害　　　（発話明瞭度　1・2・3・4・5 ）
☑ なし　□ あり
□ 精査困難

その他の高次脳機能　□注意障害　　□半側空間無視　□記憶障害　□失見当識
障害　　　　　　　　□失行・失認　□前頭葉症状　　□構成障害　□認知症
☑ なし　□ あり　　その他（　　　　　　　　　　　　　　　　　　）
□ 精査困難

その他の言語障害（　　　　　　　　　　　　　　　　　　　　　　）

### コミュニケーションレベル

| 検査 | 言語検査 | 構音検査 | 非言語検査 |
|---|---|---|---|
| 正答 | 9 ／16 | 7 ／7 | 4.5 ／6 |

非脳損傷例 222 名の
平　均　――
－1.5 標準偏差 -----

音声言語の理解（聞く）　　　　音声言語の表出（話す）
□1：職業・社会生活上問題なし　□1：職業・社会生活上問題なし
□2：社会生活上で問題あり　　　□2：社会生活上で問題あり
□3：日常生活・会話では問題なし　□3：日常生活・会話では問題なし
☑4：日常生活・会話でも困難あり　☑4：日常生活・会話でも困難あり
□5：実用性がない　　　　　　　□5：実用性がない

### 目標

短期目標：

長期目標：
訪問リハビリでの ST 継続

### 診療計画

以上から，評価として，　　　　　訓練・その他の働きかけとして，
［言語］　□ SLTA　□ WAB　　　□ 言語課題（単語・短文・文章レベル）
［構音］　□ 構音検査　□ 器官検査　□ 構音課題（単語・短文・文章レベル）
［高次脳］□ HDS-R　□ MMSE　　□ 注意 / 記憶課題（　　　　　　　）
　　　　　□ RCPM　□ Kohs　　　その他
　　　　　□ TMT　□ BIT
その他

《特記事項》　外来ご担当先生御机下

中等度のブローカ失語を認め、日常会話は簡単な内容に限られています。脳梗塞発症当初と比べ失語
症状は改善傾向です。現在は週一回訪問リハビリにて言語療法が行われています。95歳と高齢ながら
言語機能の経過は悪くないと考えられます。

© Interuna Publishers, Inc.

56　第4章　ケースシリーズ

# 2 症例Ⅱ：両側橋損傷による構音障害（発症4日）

> 症例Ⅱ：男性　71歳
> 原疾患：アテローム性脳梗塞
> 身体レベル：Brunnstrom stage　（左）上肢Ⅴ，手指Ⅴ，下肢Ⅳ～Ⅴ　（右）上肢Ⅴ，手指Ⅳ，下肢Ⅳ～Ⅴ

## 1. 症例Ⅱの経過

　初回インテーク時：意識や情動に問題なし．言語機能，高次脳機能には問題なく，発話明瞭度2.5の構音障害を認める．

**インテーク時の障害像のシェーマ**
構音障害のみの単独の障害（図3）．

**経過**：言語聴覚療法では積極的な構音訓練を中心に介入，21病日後に病棟内ADLは自立した．
**転帰**：32病日後に自宅退院となった．自主トレーニングを指導し退院をもって言語聴覚療法終了となった．

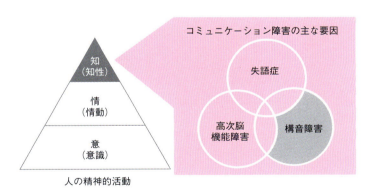

図3　症例Ⅱの所見（左図は文献1，右図は文献2を参考に作図）

## 2. 予後予測がないリハビリテーションは光もなく暗闇の中を歩くようなものである[6]

　急性期において身体機能やADLの回復を予測する際に，高次脳機能障害が関与する点は少なくない．図4は，ADLの回復と「運動FIM」「認知FIM」の関係を表している（文献6より改変）．脳卒中患者123例において，FIM利得15以上のADLがよく回復した群（グレー）と，FIM利得14以下のADLがあまり回復しなかった群（ピンク）に分類されている．両群の運動機能（運動FIM）と認知機能（認知FIM）を比較すると，ADLがよく回復した群（グレー）では，発症後2週の急性期から認知機能が良好（認知FIMが2倍）であった．つまり，**急性期に認知機能が保たれているか**が予後に大きく関ることを示唆する．

　症例Ⅱは両下肢ともBrs. Ⅳ～Ⅴの両側の損傷であり，当初は回復期リハビリテーション病棟の経由も検討されたが，ADLは早期に自立し自宅退院が可能となった．この一因として，STADや他の検査（MMSE29，HDS-R28点，TMTA：1分18秒（60歳代平均2分37秒），TMTB：2分6秒（60歳代平均3分36秒））から認知機能が保たれていることも奏効したと考えられる．振り返ってみると，初診時の看護師情報ではすでにナースコールの使用が可能となっており，このような判断力が保たれることは患者自身で転倒を回避するような危険予知が可能で，ADLの回復に有利に働くと予測することができる．

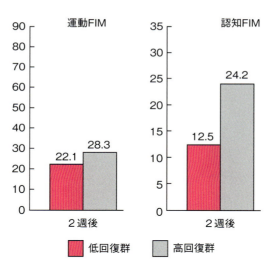

図4　FIM運動合計50未満の回復群別の比較（文献6より改変）

▶症例Ⅱの情報収集シート

## Screening Test for Aphasia and Dysarthria
# 情報収集シート

入　院　　X 年　　Y 月　Z+4 日

主治医（　佐藤　）担当看護師（　鈴木　）担当 PT（　高橋　）担当 OT（　田中　）担当 ST（　検査　）

| フリガナ 氏　名 | ショウレイニ 症例 Ⅱ | 性別 | 年齢 | 入院病棟・診療科 |
|---|---|---|---|---|
| | | ⓐ・女 | 71 歳 | 西 5 階・脳外 |

**診断名** 脳梗塞（アテローム性）

≪栄養方法≫
経口摂取（食種 全粥食キザミ ）
液体：ムセなし
経鼻胃管・胃瘻・点滴

**主訴** ろれつが回らない

**現病歴，ST 処方までの経過**
X 年 Y 月 Z-3 日、左手のシビレが出現し当院受診。脳幹梗塞と診断されるも経済的事情により入院はせず一旦帰宅される。Y 月 Z 日、左上肢、構音障害増悪により当院救急搬送され、ラクナ梗塞の診断で入院となる。

≪言語聴覚士記入欄≫

**既往歴・合併症**
脳出血（60 歳時）

**家族構成・住まい**
妻と二人暮らし（キーパーソン 妻）
A 市 B 町 C 地区、集合住宅 1 F

**病前の ADL・趣味・仕事・性格**
元々の ADL は自立。元アパレル販売、60 歳で退職。

**他部門情報【Dr より】**離床を進めて下さい。

**【Ns より】**Ns コールで車椅子トイレの対応ができている。
**【PTOT より】**Brs（左）上肢Ⅴ、手指Ⅴ、下肢Ⅳ〜Ⅴ
　　　　　　　　（右）上肢Ⅴ、手指Ⅳ、下肢Ⅳ〜Ⅴ

**リスク管理**
安静度：独歩 /車椅子/ ベッド上

**画像所見**

R

（新鮮な脳梗塞）：左に示す Z 日 MRI 拡散強調画像にて右橋に高信号域。
（陳旧性脳出血）：右に示す Y-5 年 MRI フレア画像にて左橋に低信号域。

© Interuna Publishers, Inc.

▶症例Ⅱの検査結果記入シート

## Screening Test for Aphasia and Dysarthria
検査結果記入シート

検者：検査太郎　施行日：Z + 4日

氏名：症例Ⅱ　様　71歳　原疾患：(脳梗塞)・脳出血・SAH・その他（ラクナ）　発症日：Z日

| | 指示 | | 反応 | 言語 | 構音 | 非言語 |
|---|---|---|---|---|---|---|
| アイコンタクト | *挨拶（おはようございます／こんにちは） | | ⊕ ± − | | | ① 0.5, 0 |
| | 言葉のことで困ることはありませんか？（主訴） | | ロレツが回らない | | | |
| 名前発話 | *お名前を教えて下さい | | 可　不可 | ① 0 | | |
| | （不可）→ あなたは（誤った名前；例：坂井）さんですか？ | | 可　不可 | | | |
| | （可）→ あなたは（正しい名前）さんですか？ | | 可　不可 | | | |
| 見当識 | 今日は何月何日ですか？（前後2日以内は正答） | | 可　不可 | ① 0 | | |
| | （不可）→ 春・夏・秋・冬からポインティング | | 可　不可 | | | ① 0.5, 0 |
| | （季節が可）→ 前後4カ月からポインティング | | 可　不可 | | | |
| 構音器官（模倣可） | *上の唇をなめて下さい | | 良好　不良 | | 1 ⓪ | |
| | 舌を左右に動かして下さい | | 良好　不良 | | ① 0 | |
| | 舌を出したり引いたりして下さい | | 良好　不良 | | ① 0 | |
| | 頬を膨らませて下さい | | 良好　不良 | | ① 0 | |
| 指示理解 | *目を閉じて下さい | | 可　不可 | ① 0 | | |
| | 耳を触って下さい | | 可　不可 | ① 0 | | |
| | 手を握ったり開いたりして下さい | | 可　不可 | ① 0 | | |
| 手指構成模倣 | *マネをして下さい　Ⅰ, Ⅳ, Ⅴ リング（チョキ） | | 可　不可 | | | ① 0 |
| | Ⅰ, Ⅲ, Ⅳ リング（キツネ） | | 可　不可 | | | ① 0 |
| 構音交互運動 | *マネをして下さい　パパパ… | | 良好　不良 slow | | 1 ⓪ | |
| | タタタ… | | 良好　不良 歪み⊕ | | 1 ⓪ | |
| | カカカ… | | 良好　不良 | | 1 ⓪ | |
| 復唱 | *マネをして下さい　ウミ | | 可　不可 | ① 0 | | |
| | タマゴ | | 可　不可 | ① 0 | | |
| | テブクロ | | 可　不可 | ① 0 | | |
| 数唱 | 1から10まで声を出して数えてみましょう | | 可　不可 | ① 0 | | |
| | （不可）→ 斉唱 | | 可　不可 | | | |
| 物品呼称 | *これは何ですか？　ペン | | 可　不可 | ① 0 | | |
| | 歯ブラシ | | 可　不可 | ① 0 | | |
| | 体温計 | | 可　不可 | ① 0 | | |
| 図形模写 使用手 右・左 | *この図形をマネして書いて下さい　⊔ | | 可　不可 | | | ① 0 |
| | ⬜ | | 可　不可 | | | ① 0 |
| 名前書字 | **名前を漢字で書いて下さい | | 可　不可 | ① 0 | | |
| | 漢字に仮名をふって下さい | | 可　不可 | ① 0 | | |
| 書き取り | 私が言う言葉を書き取って下さい　とうもろこし | | 可　不可 | ① 0 | | |
| | クリスマスツリー | | 可　不可 | ① 0 | | |
| | 犬も歩けば棒に当たる | | 可　不可 | ① 0 | | |
| | | | 合計 | 16 /16 | 3 /7 | 6 /6 |

【持参用具】ペン，歯ブラシ，体温計　＊以降，難度が高くなるため負担に配慮する．　＊＊凹が不可の際には省略可．

© Interuna Publishers, Inc.

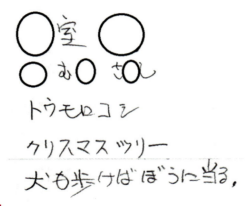

▶症例Ⅱのアセスメントシート

## Screening Test for Aphasia and Dysarthria
# アセスメントシート

患者名： 症例Ⅱ　　　様　　71　歳（男・女）

評価者： 検査太郎　　　評価日： Y 月　Z+4 日

麻痺：右・左・なし　利き手：右・左　難聴：＋・−　義歯：＋・−　視力障害：＋・−　施行場所：ベッドサイド・訓練室

---

### STAD スコア

| 検査 | 言語検査 | 構音検査 | 非言語検査 |
|---|---|---|---|
| 正答 | 16 /16 | 3 /7 | 6 /6 |

非脳損傷例 222 名の
平　　均　——
−1.5 標準偏差 -----

### 基盤的所見

意識レベル：JCS　I-0　　　　リハビリへの意欲：高い・普通・低い

見 当 識　：良好・一部可・不良　　感情コントロール：良好・普通・不良

### コミュニケーション障害の主な要因

**失語症**

☑ なし　□ あり

（重症度　　　　　　　タイプ　　　　　　　　　　　　）

□ 喚語困難　□ 発語失行　□ 錯語（音韻性 / 語性）

□ 精査困難　□ 新造語　□ 錯書　□ 口腔・顔面失行　□ 迂言

その他（　　　　　　　　　　　　　　　　　　　　　　）

**構音障害**

□ なし　☑ あり

□ 精査困難

（発話明瞭度　1・②・③・4・5）

両側の橋病変

**その他の高次脳機能障害**

☑ なし　□ あり

□ 精査困難

□ 注意障害　□ 半側空間無視　□ 記憶障害　□ 失見当識

□ 失行・失認　□ 前頭葉症状　□ 構成障害　□ 認知症

その他（　　　　　　　　　　　　　　　　　　　　　　）

その他の言語障害（　　　　　　　　　　　　　　　　　　　　　　）

### コミュニケーションレベル

**音声言語の理解（聞く）**

☑ 1：職業・社会生活上問題なし

□ 2：社会生活上で問題あり

□ 3：日常生活・会話では問題なし

□ 4：日常生活・会話でも困難あり

□ 5：実用性がない

**音声言語の表出（話す）**

□ 1：職業・社会生活上問題なし

□ 2：社会生活上で問題あり

☑ 3：日常生活・会話では問題なし

☑ 4：日常生活・会話でも困難あり

□ 5：実用性がない

### 目標

短期目標：
構音機能精査・訓練

長期目標：
回復期経由か？

### 診療計画

以上から，評価として，

[言語]　□ SLTA　□ WAB

[構音]　☑ 構音検査　□ 器官検査

[高次脳]　☑ HDS-R　☑ MMSE

　　　　　□ RCPM　□ Kohs

　　　　　☑ TMT　□ BIT

その他

訓練・その他の働きかけとして，

□ 言語課題（単語・短文・文章レベル）

☑ 構音課題（単語・短文・文章レベル）

☑ 注意 / 記憶課題（　　　　）

その他

### 《特記事項》

意識清明、見当識良好、日常的な会話は可能だが発話明瞭度2〜3の構音障害を認める。リハビリ意欲は高く、入院中積極的な言語療法を施行する。他部門情報より、両下肢 Brs. Ⅳ〜Ⅴとのこと。両側の損傷であり、回復期を経由し自宅となるか。

© Interuna Publishers, Inc.

第4章　ケースシリーズ

# 3 症例Ⅲ：情動の安定化がみられた認知機能低下例（発症1ヵ月）

> 症例Ⅲ：男性　89歳
> 原疾患：脳腫瘍
> 身体レベル：Brunnstrom stage 右上肢Ⅴ，手指Ⅴ，下肢Ⅴ

## 1. 症例Ⅲの経過

初回インテーク時（発症32日）：STADを施行するも，見当識を問うた時点で不穏となり中止した．

再評価（発症46・47日）：情動の起伏を含む全身状態が改善した2週後にSTADを再試行．

### スクリーニング時の障害像のシェーマ

ST介入後2週（発症46・47日）のSTAD施行時において，情動が安定化しつつあった．その他の高次脳機能障害（記憶機能の低下）が疑われた（図5）．

経過：不穏傾向が認められる病棟での様子を鑑みると，STADへの取り組みやスコアは予測以上に良好であった．STの介入により意欲がみられ始めたことからも，不穏を警戒する必要はなくなっている旨をSTAD結果とともにリハビリスタッフに伝えた．以降，リハビリへの拒否が徐々に軽減し，離床が可能となる．病棟生活でも声を荒げるなどの不穏は消失し，病棟スタッフとのコミュニケーションが良好となった．

転帰：STAD施行1週間後（発症55日）新たな施設へ入所となった．

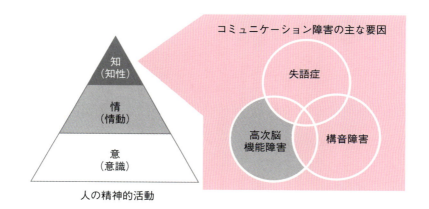

図5　症例Ⅲの所見（左図は文献1，右図は文献2を参考に作図）

▶症例Ⅲの情報収集シート

## Screening Test for Aphasia and Dysarthria
# 情報収集シート

入　院　　X 年　　Y 月　　Z 日

主治医（　佐藤　）担当看護師（　鈴木　）担当 PT（　高橋　）担当 OT（　田中　）担当 ST（　検査　）

| フリガナ 氏　名 | ショウレイサン 症例 Ⅲ | 性別 | 年齢 | 入院病棟・診療科 |
|---|---|---|---|---|
| | | 男・女 | 89歳 | 西 5 階・脳外 |

**診断名**　脳腫瘍

**主訴**　不明

**現病歴、ST 処方までの経過**
X 年 Y 月 Z 日呂律障害がみられ、救急車にて当院来院。
食事時のムセ込みを認めるため ST 処方（発症約 1 ヵ月）。

**既往歴・合併症**
85 歳：心筋梗塞、89 歳：左大腿骨頚部骨折

**家族構成・住まい**
息子と二人暮らし（キーパーソン 息子：滅多に来院しない）

**病前の ADL・趣味・仕事・性格**
詳細は不明

**他部門情報**
【Dr より】腫瘍などに関する医療行為について本人・家族は希望していない。【PT・OT】離床を促すとしばしば不穏となるためリハビリが進まない。

**リスク管理**
安静度：独歩 /車椅子/ ベッド上

**画像所見**

R

Z 日頭部 CT にて左頭頂葉皮質下に脳腫瘍と周囲の浮腫、及び萎縮を認める。

≪栄養方法≫
経口摂取（食種　ペースト食 ）
液体はトロミ
経鼻胃管・胃瘻・点滴

≪言語聴覚士記入欄≫
【STAD 施行までの経過】
STAD を試みるも、見当識を問うと不穏傾向となり続行困難となった。その一方で、自室のベッドに戻り本日のリハビリ終了を告げると「ありがとう」と労いを述べるなど情動の起伏が激しかった。
以降、食形態の調節を中心とする嚥下機能に対して介入する。病棟生活や他のリハビリの際にも声を荒らげる場面が頻繁にみられていた。
経過中、食事のムセ込みや、情動の起伏を含む全身状態が改善し、2 週後の Z+46・47 日の 2 日に分け STAD を施行する。

© Interuna Publishers, Inc.

第4章 ケースシリーズ

▶症例Ⅲの検査結果記入シート

# Screening Test for Aphasia and Dysarthria
検査結果記入シート

検者：検査太郎　　施行日：Y月Z＋46・47日

氏名：症例Ⅲ　様　89歳　原疾患：脳梗塞・脳出血・SAH・その他（脳腫瘍）　発症日：X年Y月Z日

| | 指示 | | 反応 | 言語 | 構音 | 非言語 |
|---|---|---|---|---|---|---|
| アイコンタクト | *挨拶（おはようございます／こんにちは） | | ＋ (±) － | | | (1), 0.5, 0 |
| | 言葉のことで困ることはありませんか？（主訴） | | わからない | | | |
| 名前発話 | *お名前を教えて下さい | | (可) 不可 | (1) 0 | | |
| | (不可)→ あなたは（誤った名前；例：坂井）さんですか？ | | 可 不可 | | | |
| | (可)→ あなたは（正しい名前）さんですか？ | | 可 不可 | | | |
| 見当識 | 今日は何月何日ですか？（前後2日以内は正答） | | 可 (不可) | | | 1, 0.5, (0) |
| | (不可)→ 春・夏・秋・冬からポインティング | | 可 (不可) | | | |
| | (季節が可)→ 前後4カ月からポインティング | | 可 (不可) | | | |
| 構音器官（模倣可） | *上の唇をなめて下さい | | (良好) 不良 | | (1) 0 | |
| | 舌を左右に動かして下さい | | 良好 (不良) | | 1 (0) | |
| | 舌を出したり引いたりして下さい | | (良好) 不良 | | (1) 0 | |
| | 頬を膨らませて下さい | | (良好) 不良 | | (1) 0 | |
| 指示理解 | *目を閉じて下さい | | (可) 不可 | (1) 0 | | |
| | 耳を触って下さい | | (可) 不可 | (1) 0 | | |
| | 手を握ったり開いたりして下さい | | (可) 不可 | (1) 0 | | |
| 手指構成模倣 | *マネをして下さい　Ⅰ, Ⅳ, Ⅴ リング（チョキ） | | (可) 不可 | | | (1) 0 |
| | Ⅰ, Ⅲ, Ⅳ リング（キツネ） | | (可) 不可 | | | (1) 0 |
| 構音交互運動 | *マネをして下さい　パパパ… | | (良好) 不良 | | (1) 0 | |
| | タタタ… | | (良好) 不良 | | (1) 0 | |
| | カカカ… | | (良好) 不良 | | (1) 0 | |
| 復唱 | *マネをして下さい　ウミ | | (可) 不可 | (1) 0 | | |
| | タマゴ | | (可) 不可 | (1) 0 | | |
| | テブクロ | | (可) 不可 | (1) 0 | | |
| 数唱 | 1から10まで声を出して数えてみましょう | | (可) 不可 | (1) 0 | | |
| | (不可)→ 斉唱 | | 可 不可 | | | |
| 物品呼称 | *これは何ですか？　ペン | | (可) 不可 | | | |
| | 歯ブラシ | | (可) 不可 | | | |
| | 体温計 | | (可) 不可 | | | |
| 図形模写 使用手 右・左 | *この図形をマネして書いて下さい　凹 | | (可) 不可 | | | (1) 0 |
| | 立方体 | | 可 (不可) | | | 1 (0) |
| 名前書字 | **名前を漢字で書いて下さい | | (可) 不可 | (1) 0 | | |
| | 漢字に仮名をふって下さい | | (可) 不可 | (1) 0 | | |
| 書き取り | 私が言う言葉を書き取って下さい　とうもろこし | | 可 (不可) | 1 (0) | | |
| | クリスマスツリー | | (可) 不可 | (1) 0 | | |
| | 犬も歩けば棒に当たる | | 可 (不可) | 1 (0) | | |
| | | 合計 | | 14 /16 | 6 /7 | 3.5 /6 |

【持参用具】ペン, 歯ブラシ, 体温計　*以降, 難度が高くなるため負担に配慮する.　**凹が不可の際には省略可.

© Interuna Publishers, Inc.

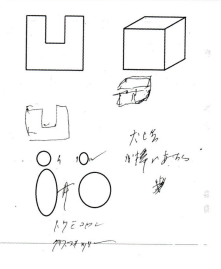

▶症例Ⅲのアセスメントシート

## Screening Test for Aphasia and Dysarthria
# アセスメントシート

患者名：症例Ⅲ　　　　　様　　89　歳（男・女）
評価者：検査太郎　　　　評価日：　Y 月 Z+47 日
　　　　　　　　　　　　　　　　　　Z＋46 日　Z＋47 日

麻痺：右・左・なし　利き手：右・左　難聴：＋・－　義歯：＋・－　視力障害：＋・－　施行場所：ベッドサイド・訓練室

---

### STAD スコア

| 検査 | 言語検査 | 構音検査 | 非言語検査 |
|---|---|---|---|
| 正答 | 14 /16 | 6 /7 | 3.5 /6 |

非脳損傷例 222 名の
平　　　均　——
－1.5 標準偏差 -----

### 基盤的所見

意識レベル：JCS Ⅰ桁　　　　リハビリへの意欲：高い・普通・低い
見 当 識　：良好・一部可・不良　感情コントロール：良好・普通・不良

### コミュニケーション障害の主な要因

**失語症**
（重症度　　　　　　　　タイプ　　　　　　　　　　　）
☑なし　□あり　　□喚語困難　□発語失行　□錯語（音韻性/語性）
□精査困難　　　　□新造語　□錯書　□口腔・顔面失行　□迂言
　　　　　　　　　その他（　　　　　　　　　　　　　　　　）

**構音障害**
（発話明瞭度　1・2・3・4・5）
☑なし　□あり
□精査困難

**その他の高次脳機能障害**
□注意障害　□半側空間無視　☑記憶障害　☑失見当識
□なし　☑あり　□失行・失認　□前頭葉症状　☑構成障害　☑認知症(s/o)
□精査困難　　その他（　　　　　　　　　　　　　　　　）

その他の言語障害（　　　　　　　　　　　　　　　　　　　　）

### コミュニケーションレベル

**音声言語の理解（聞く）**
□1：職業・社会生活上問題なし
□2：社会生活上で問題あり
□3：日常生活・会話では問題なし
☑4：日常生活・会話でも困難あり　難聴
□5：実用性がない

**音声言語の表出（話す）**
□1：職業・社会生活上問題なし
☑2：社会生活上で問題あり
□3：日常生活・会話では問題なし
□4：日常生活・会話でも困難あり
□5：実用性がない

---

### 目標

**短期目標：**
離床・刺激入力

**長期目標：**
転院先を探しているよう

### 診療計画

以上から，評価として，
[言語]　□SLTA　□WAB
[構音]　□構音検査　□器官検査
[高次脳]　☑HDS-R　☑MMSE
　　　　　□RCPM　☑Kohs
　　　　　□TMT　□BIT

その他　機嫌や耐久性に注意

訓練・その他の働きかけとして，
☑言語課題（単語・短文・文章レベル）
□構音課題（単語・短文・文章レベル）
☑注意/記憶課題（　　　計算　　　　）
　その他

---

《特記事項》

意識ほぼ清明だが，見当識は不良。90 歳と高齢であり，記憶機能の低下や認知症が疑われる。不穏を警戒しセッション序盤ではフリートークを中心に介入。STAD を 2 日に分け施行するが，両日とも拒否なく取り組まれ病棟での様子を考えると予測よりも良好なスコアである。この結果につきポジティブなフィードバックを行なうと「明日もよろしく」と意欲をみせ始める。

© Interuna Publishers, Inc.

第4章　ケースシリーズ

## 文　献

1) 山鳥　重：ヒトはなぜことばを使えるか　―脳と心のふしぎ. 講談社現代新書, 東京, 1998
2) 紺野加奈江：失語症言語治療の基礎―診断法から治療理論まで. 診断と治療社, 東京, 2001
3) 吉野眞理子：【脳卒中急性期リハビリテーション実践マニュアル】脳卒中急性期の言語臨床.
   MEDICAL REHABILITATION, 1, 51-57, 2001
4) 江原寛尚：急性期失語症例の予後予測―言語スクリーニング検査（STAD）を用いて―. 第19回
   認知神経心理学研究会, 広島, 2016
5) 重野幸次：失語症の改善と予後. 失語症研究, 7, 135-149, 1987
6) 道免和久（編集）：脳卒中機能評価・予後予測マニュアル. 医学書院, 東京, 2013

# 言語障害スクリーニングテスト（STAD）

# 第5章

## STADの標準化試験

検査の標準化は一般的に，正常値の検討や信頼性・妥当性を明らかにすることが必要とされる[1,2]．検査の標準化により，定量的指標とした判定基準を示すことができ，セラピストや他施設間における情報共有において有益となる．本章ではSTADの検査精度を中心に記す．

# 1 健常ノルム算定試験

> ・言語検査 14 点，構音検査 6 点，非言語検査 5 点以下は何らかの問題が疑われる
> ・ただし 80 歳以上は「言語検査」「構音検査」において年齢を考慮する必要がある

## 1. 標準化の手順

　標準化された検査，または *formal* 検査と呼ばれるものは，検査施行や採点手続きの統一化が図られている．テストの成績が検査者のバイアス（偏見）や他の外的要因に影響されず，第三者が行った検査結果と比較できるよう標準化手続きが行われる．通常，テストマニュアルには以下の 6 点を含めなければならない[2]．

> **検査の標準化に必要な情報**[2]
> 1. テストの目的
> 2. テスト構成と開発の経緯
> 3. 施行や採点の手続き
> 4. 基準とする集団の統計的情報
> 5. 信頼性試験
> 6. 妥当性試験

　健常ノルム（Norm-referenced）試験は言語聴覚領域において標準化された検査の多くで検証されている[2]．この試験から得られるデータは通常，図1 に示した正規曲線に表される．平均からの標準偏差（SD）を単位とした距離（平均からの偏差）に占める割合（empirical rule）は以下のとおり．

・全体の 68％が平均値 ± 1SD 内に占める（片側 34％）
・全体の 86.6％が平均値 ± 1.5SD 内に占める（片側 43.3％）
・全体の 95％が平均値 ± 2SD 内に占める（片側 47.5％）

　一般的な指標として −1.5SD 未満の得点は何らかの問題がある可能性を示し，−2SD 未満は明らかな異常値と考えられている[2,3]．
　STAD の健常ノルムを明らかにすることにより，スクリーニング結果を一般的な成績と比較することができるため，セラピストの高度な技術や経験を要さず判定できるメリットが生じる．以下，本試験が図1 のように分布すると仮定した場合の平均値と標準偏差の関係を示す．

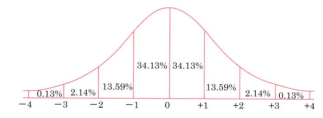

図1　各標準偏差区間に占める割合（％）（文献2より）

## 2. 対象と評価者

　脳血管疾患の既往や明らかな認知症を認めない50歳以上の健常者222例を対象にSTADを実施した．健常ノルム試験には言語聴覚士39名，学生11名が参加し，彼・彼女らの両親や親族の他，ご近所，職場の同僚の親などに対し研究の趣旨を説明し，賛同を得られた者にSTADを実施した（表1）.

　年齢に基づいて，50歳代，60歳代，70歳代，80歳以上に区分し，表2-1〜6にプロフィールを示した．各年代別の統計では，Kruskal-Wallis法により年代全体での差を検定した後，Steel-Dwass法で各2群間の差を検定した.

表1　STAD3検査の成績（N=222）

| 検査名 | 平均値 | 標準偏差 | −1.5標準偏差 | −2標準偏差 |
|---|---|---|---|---|
| 言語検査 | 15.8 | 0.64 | 14.8 | 14.5 |
| 構音検査 | 6.9 | 0.44 | 6.2 | 6.0 |
| 非言語検査 | 5.9 | 0.36 | 5.3 | 5.2 |

表2-1　非脳損症例の年齢分布（N=222）

| 内訳 | | 50歳代 | 60歳代 | 70歳代 | 80歳〜 | 計 |
|---|---|---|---|---|---|---|
| 人数 | （例） | 52 | 93 | 50 | 27 | 222 |
| 平均 | （歳） | 55.6 | 64.6 | 73.6 | 86.0 | 67.1 |
| 標準偏差 | （SD） | 3.0 | 3.0 | 3.0 | 3.6 | 9.7 |
| 比率 | （%） | 23.4 | 41.9 | 22.5 | 12.2 | 100.0 |

表2-2　非脳損症例の性別分布（N=222）

| 性別 | | 50歳代 | 60歳代 | 70歳代 | 80歳〜 | 計 |
|---|---|---|---|---|---|---|
| 女性 | （例） | 33 | 57 | 27 | 14 | 131 |
| 男性 | （例） | 19 | 36 | 23 | 13 | 91 |
| 女性比 | （%） | 63.5 | 61.3 | 54.0 | 51.9 | 59.0 |
| 計 | （例） | 52 | 93 | 50 | 27 | 222 |

表2-3　非脳損症例の利き手（N=222）

| 利き手 | | 50歳代 | 60歳代 | 70歳代 | 80歳〜 | 計 |
|---|---|---|---|---|---|---|
| 右利き | （例） | 48 | 76 | 45 | 24 | 193 |
| 非右利き | （例） | 2 | 3 | 2 | 2 | 9 |
| 比率 | （%） | 96.0 | 96.2 | 95.7 | 92.3 | 95.5 |
| 不明 | （例） | 2 | 14 | 3 | 1 | 20 |
| 計 | （例） | 52 | 93 | 50 | 27 | 222 |

表2-4　非脳損症例の教育歴（N=222）

|  | | 小学校卒 | 中学校卒 | 高等学校卒 | 専門・短大卒 | 大学卒 | 大学院卒 | 旧制※ | 不明 | 計 |
|---|---|---|---|---|---|---|---|---|---|---|
| 女性 | （例） | 3 | 13 | 44 | 37 | 24 | 1 | 5 | 4 | 131 |
| 男性 | （例） | 1 | 10 | 35 | 9 | 25 | 2 | 4 | 5 | 91 |
| 計 | （例） | 4 | 23 | 79 | 46 | 49 | 3 | 9 | 9 | 222 |
| 比率 | （％） | 1.8 | 10.4 | 35.6 | 20.7 | 22.1 | 1.4 | 4.1 | 4.1 | 100.0 |

※学校教育法（1947年）施行前の旧制中学旧制高等学校

表2-5　非脳損症例の難聴（N=222）

| 難聴 | | 50歳代 | 60歳代 | 70歳代 | 80歳〜 | 計 |
|---|---|---|---|---|---|---|
| 無 | （例） | 49 | 77 | 44 | 17 | 187 |
| 有 | （例） | 1 | 2 | 3 | 9 | 15 |
| 比率 | （％） | 2.0 | 2.5 | 6.4 | 34.6 | 7.4 |
| 不明 | （例） | 2 | 14 | 3 | 1 | 20 |
| 計 | （例） | 52 | 93 | 50 | 27 | 222 |

表2-6　非脳損症例の義歯（N=222）

| 義歯 | | 50歳代 | 60歳代 | 70歳代 | 80歳〜 | 計 |
|---|---|---|---|---|---|---|
| 無 | （例） | 47 | 70 | 34 | 9 | 160 |
| 有 | （例） | 1 | 8 | 13 | 16 | 38 |
| 比率 | （％） | 2.1 | 10.3 | 27.7 | 64.0 | 19.2 |
| 不明 | （例） | 4 | 15 | 3 | 2 | 24 |
| 計 | （例） | 52 | 93 | 50 | 27 | 222 |

## 3. 非脳損症例の「平均値」と「標準偏差」

　本研究から算定したSTADの年齢別平均値，標準偏差を表2-7〜9に示し，3検査を表1にまとめた[4]．これの臨床応用として，STADアセスメントシート左上に−1.5標準偏差を表示した．

表2-7　非脳損症例年代別の言語検査の成績（N=222）

| 言語検査 | 50歳代 （N=52） | | 60歳代 （N=93） | | 70歳代 （N=50） | | 80歳～ （N=27） | |
|---|---|---|---|---|---|---|---|---|
| | 平均 | 標準偏差 | 平均 | 標準偏差 | 平均 | 標準偏差 | 平均 | 標準偏差 |
| 名前発話 | 1.00 | 0.00 | 1.00 | 0.00 | 1.00 | 0.00 | 1.00 | 0.00 |
| 目を閉じる | 1.00 | 0.00 | 1.00 | 0.00 | 1.00 | 0.00 | 1.00 | 0.00 |
| 耳を触る | 1.00 | 0.00 | 1.00 | 0.00 | 1.00 | 0.00 | 1.00 | 0.00 |
| 手を握る・開く | 1.00 | 0.00 | 1.00 | 0.00 | 1.00 | 0.00 | 1.00 | 0.00 |
| 復唱（ウミ） | 1.00 | 0.00 | 1.00 | 0.00 | 1.00 | 0.00 | 0.96 | 0.19 |
| 復唱（タマゴ） | 1.00 | 0.00 | 1.00 | 0.00 | 1.00 | 0.00 | 1.00 | 0.00 |
| 復唱（テブクロ） | 1.00 | 0.00 | 1.00 | 0.00 | 1.00 | 0.00 | 1.00 | 0.00 |
| 数唱 | 1.00 | 0.00 | 1.00 | 0.00 | 1.00 | 0.00 | 1.00 | 0.00 |
| 物品呼称（ペン） | 1.00 | 0.00 | 1.00 | 0.00 | 1.00 | 0.00 | 1.00 | 0.00 |
| 物品呼称（歯ブラシ） | 1.00 | 0.00 | 1.00 | 0.00 | 1.00 | 0.00 | 1.00 | 0.00 |
| 物品呼称（体温計） | 1.00 | 0.00 | 1.00 | 0.00 | 1.00 | 0.00 | 1.00 | 0.00 |
| 名前書字（漢字） | 1.00 | 0.00 | 1.00 | 0.00 | 1.00 | 0.00 | 1.00 | 0.00 |
| 名前書字（仮名） | 1.00 | 0.00 | 1.00 | 0.00 | 0.98 | 0.14 | 1.00 | 0.00 |
| とうもろこし | 1.00 | 0.00 | 0.99 | 0.10 | 0.92 | 0.27 | 0.89 | 0.31 |
| クリスマスツリー | 1.00 | 0.00 | 0.95 | 0.23 | 0.92 | 0.27 | 0.67 | 0.47 |
| 犬も歩けば | 0.98 | 0.14 | 0.92 | 0.26 | 0.84 | 0.37 | 0.74 | 0.44 |
| 合計点 | 15.98 | 0.14 | 15.85 | 0.44 | 15.66 | 0.76 | 15.22 | 1.07 |

表2-8　非脳損症例年代別の構音検査の成績（N=222）

| 構音検査 | 50歳代 （N=52） | | 60歳代 （N=93） | | 70歳代 （N=50） | | 80歳～ （N=27） | |
|---|---|---|---|---|---|---|---|---|
| | 平均 | 標準偏差 | 平均 | 標準偏差 | 平均 | 標準偏差 | 平均 | 標準偏差 |
| 頬 | 1.00 | 0.00 | 1.00 | 0.00 | 1.00 | 0.00 | 0.96 | 0.19 |
| 舌挙上 | 1.00 | 0.00 | 1.00 | 0.15 | 0.98 | 0.00 | 0.98 | 0.26 |
| 挺舌 | 1.00 | 0.00 | 0.98 | 0.15 | 1.00 | 0.00 | 0.96 | 0.19 |
| 舌左右 | 0.98 | 0.14 | 0.98 | 0.15 | 1.00 | 0.00 | 0.93 | 0.26 |
| /pa/ | 1.00 | 0.00 | 0.99 | 0.10 | 1.00 | 0.00 | 0.93 | 0.26 |
| /ta/ | 1.00 | 0.00 | 0.99 | 0.10 | 1.00 | 0.00 | 1.00 | 0.00 |
| /ka/ | 1.00 | 0.00 | 0.98 | 0.15 | 0.94 | 0.24 | 0.93 | 0.26 |
| 合計点 | 6.98 | 0.14 | 6.89 | 0.40 | 6.94 | 0.24 | 6.59 | 0.87 |

表2-9　非脳損症例年代別の非言語検査の成績（N=222）

| 非言語検査 | 50歳代 （N=52） | | 60歳代 （N=93） | | 70歳代 （N=50） | | 80歳～ （N=27） | |
|---|---|---|---|---|---|---|---|---|
| | 平均 | 標準偏差 | 平均 | 標準偏差 | 平均 | 標準偏差 | 平均 | 標準偏差 |
| アイコンタクト | 1.00 | 0.00 | 1.00 | 0.00 | 1.00 | 0.00 | 1.00 | 0.00 |
| 見当識 | 1.00 | 0.00 | 1.00 | 0.00 | 1.00 | 0.00 | 1.00 | 0.00 |
| チョキ | 1.00 | 0.00 | 1.00 | 0.00 | 1.00 | 0.00 | 1.00 | 0.00 |
| キツネ | 0.98 | 0.14 | 0.98 | 0.15 | 0.96 | 0.20 | 0.96 | 0.19 |
| 凹 | 0.98 | 0.14 | 1.00 | 0.00 | 1.00 | 0.00 | 1.00 | 0.00 |
| 立方体 | 0.94 | 0.23 | 0.92 | 0.26 | 0.88 | 0.32 | 0.81 | 0.39 |
| 合計点 | 5.90 | 0.29 | 5.90 | 0.30 | 5.84 | 0.42 | 5.78 | 0.50 |

第5章　STADの標準化試験

## 4. 年代によるSTADスコアの比較

　Kruskal-Wallis法：言語検査，構音検査で加齢に伴う成績の低下が認められた．Steel-Dwass法：言語検査の「50歳代と80歳～」「60歳代と80歳～」，構音検査の「50歳代と80歳～」で2群間の有意差が認められた（p＜0.01）（図2〜4）．

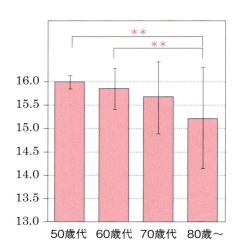

図2　年代別のSTAD言語検査（16点満点）

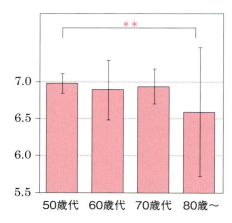

図3　年代別のSTAD構音検査（7点満点）

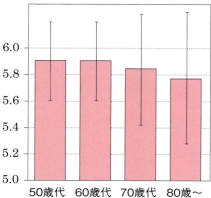

図4　年代別のSTAD非言語検査（6点満点）

## 5. STADアセスメントシートへの臨床応用

　対象には50歳から93歳までが含まれる．標準化検査の指標の多くは70歳代までとされるが，実際の臨床では80歳代以上の患者も多く経験する．後期高齢者の増加が明らかである本邦において高齢層を含めた本試験が有益と考えられる．

　なお，STADスコアが−1.5SDを下回る場合何らかの問題が疑われるが（図5），それが失語症・構音障害・その他の高次脳機能障害（以下，高次脳機能障害）などの何れの問題によるのかは，STADスコアからだけではなくスクリーニング時の態度や会話における患者の反応から総合的に判定する必要がある．

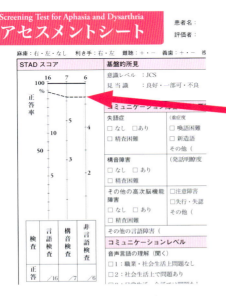

図5　STADアセスメントシート

# 2 STADの信頼性と妥当性

- STADの信頼性は，内的整合性（クロンバックα）0.90 〜 0.68であり悪くない
- 失語症例は「言語検査」，構音障害例は「構音検査」，高次脳機能障害例は「非言語検査」が低下する

## 1. テスト開発における信頼性・妥当性とは？

　信頼性（reliability）とは，測定の安定性や一貫性を指す．日常用語で「信頼できる」という言葉は，測定値が安定し信用できる（正しい）という意味であるが，心理測定学では測定値の安定性や一貫性のみを指す．妥当性（validity）は，測定・評価の方法がねらい通りに測りたいものを測っているかどうかという性質を意味する[5]．何れもテスト開発において不可欠な概念であり，信頼性・妥当性を検証するスタディーデザインの適切性や，高い精度を有するものは優れたスクリーニングとして推奨される[6]．

## 2. STADの信頼性

　信頼性の検討として，3検査における内的整合性についてクロンバックα係数を求めた．
　対象は，言語障害の疑いのある脳損傷後1ヵ月以内の急性期症例で，意識レベルは清明またはJCS I桁であった45例である．明らかな難聴例や，JCS II桁以上の症例は除外した．

---

**対象患者のプロフィール**
**原因疾患**：脳梗塞27例，脳内出血11例，くも膜下出血4例，その他（脳炎等）3例
**意識レベル**：清明19例，JCS I桁26例
**年齢の中央値**：63歳（17 〜 89歳，平均62.7歳）
**テスト施行時の発症後日数の中央値**：8日（1日〜 30日，平均10.2日）

---

　STAD施行・採点マニュアルを作成し検査者間の評定の統一を図り，4名の言語聴覚士が試験に参加した．テスト所要時間の平均は9分48秒（4 〜 15分）であった．
　言語検査，構音検査，非言語検査のクロンバックα係数はそれぞれ0.90, 0.78, 0.68であった．α係数は1に近づくほど内的整合性が高く，一般的にはα＝0.7以上あれば十分な内的整合性をもつと判断される[7]．STAD各検査の内的整合性は悪くない．

## 3. STADの構成概念妥当性

　構成概念とは測定・評価したい概念的属性の構成に対して，測定・評価法が適合しているかどうかを問題にする．1章4項「STADのアルゴリズム」に示した失語症・構音障害・高次脳機能障害の属性に対応するSTAD3検査の関連が想定する構成概念に合致すれば，構成概念妥当性を有すると考えられる．

### 確定診断

STAD 施行後 10 日の間に臨床症状や検査結果から，経験 3 年以上の言語聴覚士が確定診断を行った．失語症は言語検査（SLTA，WAB，Token Test，失語症語彙検査など），構音障害は文章の音読，構音器官の検査，発話明瞭度，高次脳機能障害は神経心理検査（HDS-R，MMSE，レーブン色彩マトリックス検査，コース立方体検査，WAIS-R，リバーミード行動記憶検査など）や，画像所見を総合し診断を行った．**表 3** に確定診断に基づく障害タイプ別の症例数を示す．

表3 タイプ別症例数

| 失語症 | 構音障害 | 高次脳機能障害 | 症例数 | タイプ |
|:---:|:---:|:---:|:---:|:---:|
| ＋ | ＋ | ＋ | 5 | A |
| ＋ | ＋ | － | 3 | B |
| ＋ | － | ＋ | 15 | C |
| ＋ | － | － | 8 | D：失語症例 |
| － | ＋ | ＋ | 5 | E |
| － | ＋ | － | 3 | F：構音障害例 |
| － | － | ＋ | 5 | G：高次脳能障害例 |
| － | － | － | 1 | H |

### 分析方法

上記の確定診断をもとに，STAD の結果を後方視的に分析した．他の障害を合併しない失語症例 8 例（**表 3** の D），構音障害例 3 例（F）と，言語障害を伴わない高次機能障害例 5 例（G）の 3 検査を比較した．統計的分析では Friedman 法により 3 検査間全体での差を検定した後，Bon-ferroni の修正を伴う Wilcoxon 法で 2 つの検査間の差を検定した．

### 結果

他の障害を合併しない失語例，構音障害例，高次脳機能障害例ではそれぞれ，言語，構音，非言語検査の中央値が他の 2 検査に比べて低下していた．ただしこの傾向は必ずしも有意ではなく，Friedman 法では高次脳機能障害例（N＝5）において 3 検査全体の有意差が認められたのみであった（$p < 0.05$）**（図 6）**．

### 考察

収束的妥当性とは評価目標が同じ外部指標との関連が強いこと，弁別的妥当性とは評価目標が異なる外部指標との関連が弱いことを表し，何れも構成概念妥当性を評価する概念である．統計的には有意ではないものの STAD の中央値を比較すると，STAD アルゴリズムを支持する収束的・弁別的妥当性が観察され，STAD の構成概念妥当性が示唆された[8]．

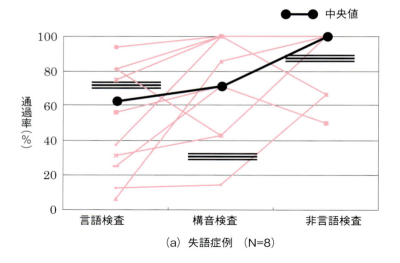
(a) 失語症例 (N=8)

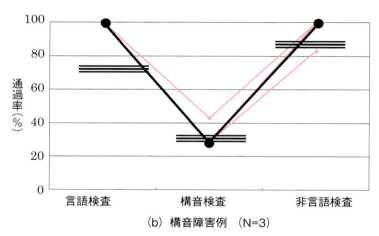
(b) 構音障害例 (N=3)

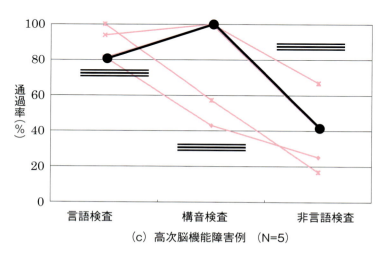
(c) 高次脳機能障害例 (N=5)

図6　後方視的分析の結果

# 3 基準関連妥当性

- STADスコアはコミュニケーション障害の重症度を反映する
- 臨床的には重症度を経時的にみる利用価値が考えられる

## 1. 基準関連妥当性とは

　基準関連妥当性（criterion validity）とは，最良と考えられる測定値「黄金」（gold standard[※]）と現実に使う測定値との一致性（相関）の度合いによって評価する妥当性を指す[8]．たとえば，「耳式」体温計の開発を考えてみる．体温の測定には100年以上昔から水銀体温計が用いられてきた．ただし，水銀体温計は，ガラスでできているため割れて水銀やガラスが飛散する危険がある．測定には10分以上かかるなどの欠点があった．この欠点を解消するものとして，耳内の赤外線量を測定し耳温を1秒で測る耳式体温計が開発された．

　耳式体温計の測定値が妥当と考えるためには，100年以上用いられてきた水銀体温計との関連が確認されなくてはならない．発熱症状を有する100人の患者に対して耳式・水銀体温計を同時に測定した結果が図7になったとする（図7：文献9を改変）．横軸が耳式体温計，縦軸が水銀体温計を示し，データのほとんどは$y=x$の直線に集中しているので，両者に関連性がある状況が目視できる．この場合，耳式体温計による測定は「水銀計を基準とする妥当性をもつ」といえる．妥当性は基準との相関関係の強さによって評価でき，一致度が高いほど妥当性が高いと考えられる．

[※] ただし，「黄金」かどうかは疑わしい，という場合もあるため，単に基準（criterion）または評価したい測定法とは別のものという意味で外的基準（external criterion）という用語も使われる．また，基準関連妥当性は併存的妥当性（concurrent validity）と予測的妥当性（predictive validity）に分けられるが[8]，ここでは併存的妥当性のみ示している．

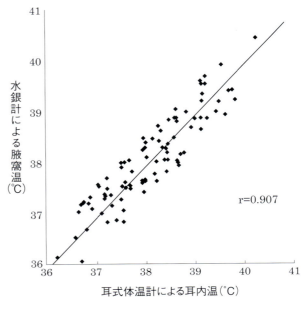

図7　散布図｜相関係数（r）＝0.9（文献9を改変）

## 2. STADの基準関連妥当性

　STAD基準関連妥当性の結果を示す．対象は2017年1月〜4月の間に5施設（千葉,熊本, 沖縄, 大阪, 山口）において医師より言語聴覚療法の処方のあった脳卒中48症例である．患者のエントリーの基準は，脳卒中2日〜1年以内，18歳以上，医学的に安定している，研究の主意を説明し同意を得られた者とした．除外基準は，非日本語話者，明らかな難聴・視覚障害，意識障害とした．対象患者のプロフィールを**表4**に示す．

　STADの他，患者の主なコミュニケーション障害が失語症の患者にはWABパートⅠ〜Ⅳを施行し失語指数を算定した．構音障害の患者には標準ディサースリア検査（AMSD）を施行しカットオフ値以上の小項目数をカウントした．高次脳機能障害の患者にはWABパートⅧ（構成・視覚認知・計算）を施行した．STADと他の標準的検査施行の間隔は，前後1ヵ月以内とした．STAD3検査の基本統計量を**表5**に示す．

**表4　対象患者のプロフィール**

| Study | Criterion validity |
|---|---|
| Total No. | 48 |
| Gender, M/F | 29/19 |
| Age, Mean（sd） | 69.9（14.0） |
| Disease duration, | 60.0 |
| Days mean（range） | （2-251） |
| Etiology | |
| 　Infarction | 30（63%） |
| 　Hemorrhage | 11（23%） |
| 　SAH* | 5（10%） |
| 　Others | 2（4%） |
| Lesion-site | |
| 　Left hemishpere | 29（60%） |
| 　Right hemishpere | 8（17%） |
| 　Bilateral hemisphere | 3（6%） |
| 　Cerebellum/brainstem | 4（8%） |
| 　Unknown | 4（8%） |
| Disorder type | |
| 　Aphasia | 27（56%） |
| 　Dysarthria | 24（50%） |
| 　Cognitive dysfunction | 22（46%） |

*SAH=Subarachnoid hemorrhage

**表5　STAD 3検査の基本統計量**

| | N | Mean | SD | Minimum | Maximum |
|---|---|---|---|---|---|
| Verbal | 17 | 8.61 | 5.09 | 1 | 16 |
| Articulation | 16 | 4.69 | 1.99 | 1 | 7 |
| Non-Verbal | 15 | 4.93 | 1.34 | 2 | 6 |

### 結果と考察

グラフ（図8）は左から「言語検査とWAB失語指数」「構音検査とAMSD」「非言語検査とWAB part Ⅷ」の比較，各ドットが患者を表している．いずれの組み合わせにおいても多くの症例は回帰直線に集中しており，有意な相関が認められた（p＜0.01）．したがって，STADによる測定は「WAB，AMSDを基準とする基準関連妥当性をもつ」といえる．

STADスコアはコミュニケーション障害の重症度を反映することを表し，臨床的には，短時間で簡易に患者負担少なく重症度を経時的にみる利用価値が考えられる[10]．

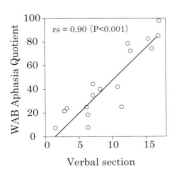 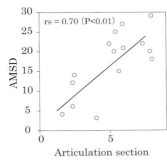 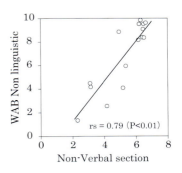

※グラフはデータの重なりを防ぐためX軸方向に0〜1の乱数を加えている

**図8** STADと既存テストの撒布図

# 4　STADの中止基準

- STADには易しい〜難しい課題が設置されている
- 検査結果記入シートの左に示した「*」以降は難しくなるので，過負荷の際には省略を検討する

## 1．中止基準を設けるメリット

　課題の省略について過去のマニュアルでは，「明らかにできないと思われる課題は被験者の負担を考慮し適宜中止」であった．しかし，STADに慣れない検者にとって「明らかにできない課題とは何か？」などの不安が生じていた．そこで，新たにSTAD中止基準の目安を作成した．検査者間の実施方法を標準化でき，根拠をもって課題を省略できるなどのメリットが考えられる．

## 2．STADの通過率

　5章2項に示した急性期45症例において，以下の10課題が不可の場合，それ以降の通過率は低下することがわかっている．

- 言語検査（5課題）：「名前発話」，指示理解①「目を閉じる」，復唱①「ウミ」，物品呼称①「ペン」，名前書字①「漢字」
- 構音検査（2課題）：「舌挙上」，構音交互運動　「/pa/」
- 非言語検査（3課題）：「アイコンタクト」，手指構成模倣①「チョキ」，図形模写①「凹」

### 通過率順に示す言語検査の各課題

　STADには易しい〜難しい課題が設置されている．たとえば，「言語検査」の通過率を示す．グラフ（図9）は横軸が課題，縦軸が急性期45症例の通過率である．難易度順に課題を並べると，通過率95%「目を閉じる」〜20%「犬も歩けば棒に当たる」の，易しい〜難しい課題で構成されていることがわかる．

### 配置順に示す言語検査の各課題

　次に，検査結果記入シートに示される順でみる．「名前発話」，指示理解①「目を閉じる」，「復唱①「ウミ」，物品呼称①「ペン」，名前書字①「漢字」以降の通過率は徐々に下がる（図10）．つまり，「とうもろこし」の書取が不可の者にとって「犬も歩けば棒に当たる」が不可になる可能性はより高いので，難易度が高くなる課題で患者に過負荷と予測される際は省略可能，といった基準を設けることができる．

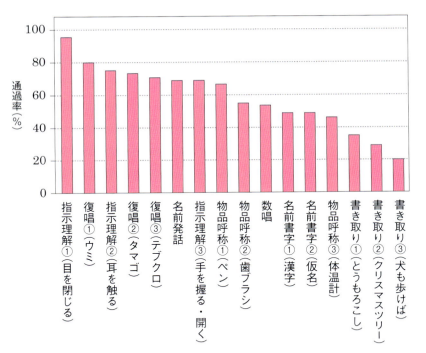

図9 通過率順に示す言語検査の各課題（急性期45症例）

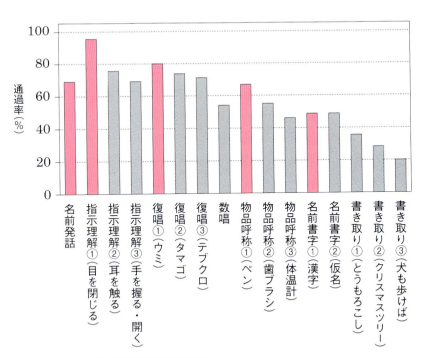

図10 配置順に示す言語検査の各課題

### 構音検査（2課題）

次に，構音検査の傾向を示す．「舌挙上」「/pa/」以降の通過率は徐々に下がる（図11）．

### 非言語検査（3課題）

「アイコンタクト」「チョキ」「凹」以降下がる（図12）．

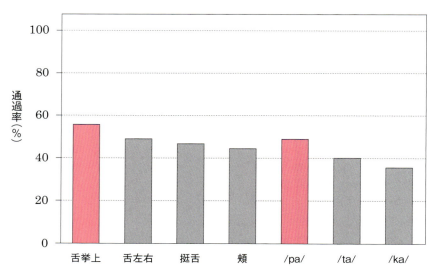

**図11** STAD構音検査の通過率（急性期45例）

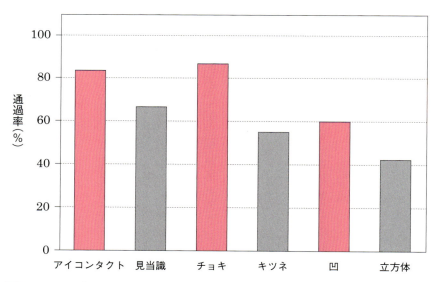

**図12** STAD非言語検査の通過率（急性期45例）

## 3．臨床応用

　以上を検査結果記入シートの左に示した＊に反映し，以降は難易度が上がるため患者の負担を考慮し中止を検討する．ただし，定量的分析の一般にいえるが，「個」の症例に注目すると必ずしもこのとおりにはならない．つまり，まれに「クリスマスツリー」が書けなくて「犬も歩けば棒に当たる」が書ける場合がある．上記は負担が大きいと思われる際に適応し，それ以外はなるべく課題を施行するのが望ましい．

## 文　献

1）石合純夫：高次脳機能障害学．医歯薬出版，東京，2003
2）Shipley KG, McAfee JG：Assessment of Neurologically Based Communicative Disorders.　Assessment in Speech-Language Pathology A Resource Manual.　Delmar Pub, New York, TX,2008；407.
3）宇野 彰，春原 則子，金子 真人，Taeko N. Wydell：小学生の読み書きスクリーニング検査 ―発達性読み書き障害（発達性dyslexia）検出のために 第1版．インテルナ出版，東京，2006
4）荒木謙太郎，松澤大輔，小薗真知子ら：言語障害スクリーニングテスト（STAD）の標準化試験．第29回東北神経心理懇親会，2018
5）Salter K, Jutai J, Foley N, et al：Identification of aphasia post stroke：a review of screening assessment tools.　Brain Inj, 20：559-568, 2006
6）村上宣寛：心理尺度のつくり方．北大路書房，京都，2006
7）内山　靖，小林　武，潮見泰蔵：臨床評価指標入門 ―適用と解釈のポイント．協同医書出版，東京，2003
8）荒木謙太郎，宇野園子，藤谷順子，伏見貴夫：脳損傷急性期における言語障害スクリーニングテストの開発．言語聴覚研究，6：3-11，2009
9）SKETCH研究会統計分科会（著），楠　正（監修）：臨床データの信頼性と妥当性．サイエンティスト社，東京，2005
10）Kentaro Araki, Daisuke Matsuzawa, Machiko Kozono, Eiji Shimizu: A pilot study for standardizing the Screening Test for Aphasia and Dysarthria（STAD）．APCSLH, 2017, Narita

## STAD研究の歴史年表

### ▶試案Ⅰの作成と検証（2003年〜）

荒木謙太郎, 和智知恵, 藤谷順子：急性期病院におけるSTのスクリーニングテストの検討. 第48回日本音声言語医学会：2003年11月, 茨城

### ▶試案Ⅱの作成と検証（2004年〜）

荒木謙太郎, 二階堂和子, 藤谷順子：急性期病院におけるSTのスクリーニングテストの検討―第2報―. 第5回日本言語聴覚学会：2004年6月, 神奈川

荒木謙太郎：急性期病院におけるSTのスクリーニングテストの検討. 北里大学言語聴覚療法学専攻同窓会：2005年11月, 神奈川

### ▶STADの完成と急性期45症例における検査精度の分析（2006年〜）

荒木謙太郎, 宇野園子, 藤谷順子ら：急性期病院におけるSTのスクリーニングテストの開発. 第7回日本言語聴覚学会：2006年6月, 金沢

荒木謙太郎, 宇野園子, 藤谷順子ら：急性期病院におけるSTのスクリーニングテストの開発　第2報. 第8回日本言語聴覚学会：2007年6月, 神奈川

荒木謙太郎, 宇野園子, 藤谷順子, 伏見貴夫：脳損傷急性期における言語障害スクリーニングテストの開発. 言語聴覚研究6巻1号：p3-11, 2009年

### ▶STADの評価者間信頼性と構成概念妥当性試験（2011年〜）

荒木謙太郎, 宇野園子：言語障害スクリーニングテスト（STAD）の評価者間信頼性の検証 ―級内相関係数（Intra-classCorrelationCoefficient）の算定から―. 第14回認知神経心理研究会：2011年9月, 名古屋

荒木謙太郎, 宇野園子, 伏見貴夫：言語障害スクリーニングテスト（STAD）の開発　―ビデオ法による評価者間信頼性の検証―. 第36回高次脳機能障害学会：2011年11月, 鹿児島

荒木謙太郎：言語障害スクリーニングテスト（STAD）の開発. 第12回北里大学言語聴覚療法学研究会：2012年1月, 神奈川

荒木謙太郎, 松澤大輔, 石井大介, 清水栄治：言語障害スクリーニングテスト（STAD）の開発. 第21回脳機能とリハビリテーション研究会：2014年4月, 千葉

Kentaro Araki, Daisuke Matsuzawa, Eiji Shimizu: A study of Screening Test for Aphasia and Dysarthria. 17th Cognitive Neuropsychology Society：Aug 2014, Okayama

Kentaro Araki, Daisuke Matsuzawa, Junko Fujitani, Eiji Shimizu：Development of the Screening Test for Aphasia & Dysarthria. ASHA convention：Nov 2014, Florida

### ▶STAD基準関連妥当性試験（2016年〜）

Kentaro Araki, Daisuke Matsuzawa, Machiko Kozono, Eiji Shimizu：A pilot study for standardizing the Screening Test for Aphasia and Dysarthria(STAD). APCSLH：Sep 2017, Narita

### ▶STAD健常ノルム試験（2017年〜）

荒木謙太郎, 松澤大輔, 小薗真知子ら：言語障害スクリーニングテスト（STAD）の標準化試験. 第29回東北神経心理懇親会, 2018年2月, 仙台

# 言語障害スクリーニングテスト (STAD)

## 第6章

### Q & A　よくある質問

Q1　構音交互運動に/pataka/がないのはなぜですか？
Q2　読むモダリティーがないのはなぜですか？
Q3　非言語検査では何をみることができますか？
Q4　非言語検査が満点でも高次脳機能障害があるときが
　　あります
Q5　純粋失読の評価はどうすれば良いですか？
Q6　復唱に短文レベルがないのはなぜですか？
Q7　STADに至るまでの開発過程を知りたい

## Q1　構音交互運動に /pataka/ がないのはなぜですか？

　質問の意図は発語失行とディサースリアの鑑別に関連すると思われる．伝統的には両者のスクリーニングとして構音交互運動が挙げられ，/papapapa…/ と繰り返す単音節と /patakapataka…/ の多音節の間に，乖離があれば発語失行，乖離がなければディサースリアと考えられている[1]．

　STAD では「0」「1」の定量的評価を導入している．構音検査は構音障害の検出を目的としており，採点基準は「音の歪み」がみられる場合は 0（不可），みられない場合は 1（正答）である．STAD 以前の試案には構音検査に /pataka/ が含まれたが，これの定量的分析では発語失行例で /pataka/ は不可となると同時に，ディサースリア例でも /pataka/ は不可の判定となった．従って 0（不可）になった場合，発語失行の要因か？ディサースリアの要因か？は点数に反映されない．

　さらに /pataka/ は，発語失行やディサースリアが認められなくても，ウェルニッケ失語，伝導失語，失名詞失語でも不可となる傾向がみられた．図1に示す神経心理モデルの⑧より以前の影響が考えられる．定量的に分析し観察されるこの傾向は，臨床においても限定した1例，2例ではなく，タイプを問わず全ての患者に施行すると同様の傾向が生じるだろう．

　このように考えると，/pataka/ は様々な要因でエラーを生じることが分かる．STAD では疾患特異的に反応する課題が望ましいと考えている．具体的には，言語検査は失語症，構音検査は構音障害，非言語検査はその他の高次脳機能障害（以下，高次脳機能障害）である．試案の改定を繰り返す中で，定量的分析や専門家らの意見を経て STAD に /pataka/ は含まないこととした．

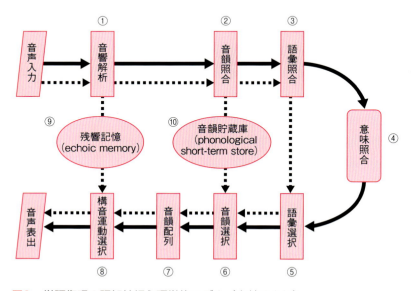

図1　単語復唱の認知神経心理学的モデル（文献2より）

## Q2 読むモダリティーがないのはなぜですか？

　一般的に失語症の評価は「聞く」「話す」「読む」「書く」の4モダリティーが必要とされる．しかしスクリーニングにおいては4モダリティーが必須ではない．
　世界のスクリーニングを比較する．Hachioui et al（2017）の言語障害スクリーニングの総説によると[3]，11論文のうちスタディーデザインが優れるものは3つ存在する．

- UAS（Ullevaal Aphasia Screening）[4]，ノルウェー語，5〜15分，看護師向け
- ScreeLing[5]，オランダ語，15分，意味・音韻・文法を評定
- LAST（Language Screening Test）[6]，フランス語，所要時間2分，急性期の失語症向け

　これらのスクリーニングテストに含まれるモダリティー数は，UAS：4モダリティー，ScreeLing：3モダリティー（聞く・話す・読む），LAST：2モダリティー（聞く・話す）である．
　STAD以前の試案において，「読解」は左半側空間無視や注意障害，あるいは急性期症例では眼鏡を持ち合わせていないなど，失語症以外の理由で誤答（偽陽性）が多く生じた．文字提示用のカードなど持参物品や，所要時間の増加のデメリットも考えられ，「読解」は各課題が追加・変更・削除される過程で除外されている．
　スクリーニングテスト開発に共通し，テストからより多くの情報を得るのが望ましい一方，簡易で短時間であることが要求される．このトレードオフの関係の中で，項目に何を含めて，何を削るのかの工夫が求められる．その上で，STADによる失語症スクリーニングは3モダリティー（聞く，話す，書く）が最適と判断した．

## Q3 非言語検査では何をみることができますか？

　失語症や構音障害において高次脳機能障害の合併は少なくない[7,8]．そのためShipley（2008）は，"言語聴覚リハビリテーションの初診では，多様な神経心理学的所見を観察しなければならない"[9]と指摘している（図2）．

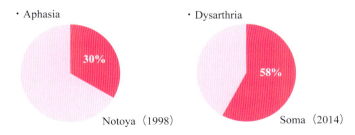

The initial medical examination in speech-language rehabilitation must be comprehensive enough to observe diverse symptoms of neuropsychology (Shipley KG, & McAfee JG, 2008).

図2　高次脳機能障害の合併の頻度（文献9より）

第2章に示したSTAD非言語検査の各課題の目的は，以下のようにまとめられる．

**アイコンタクト**：意識障害・注意障害・半側空間無視
**見当識**：意識障害・記憶障害・認知症
**手指構成模倣**：失行・構成障害・半側空間無視・認知症
**図形模写**：構成障害・半側空間無視

次に，STAD言語検査が同程度の，失語症単独の症例IV，失語症に高次脳機能が合併する症例Vの非言語検査に注目する．両例とも意識レベルはJCS I桁である．

症例IVはウェルニッケ失語を認める．主な病巣はウェルニッケ野周辺（中大脳動脈下行枝の梗塞）である（図3）．脳梗塞発症後2日のSTADスコアは，**言語検査・非言語検査の乖離が認められる**（図4）（構音検査は，指示が入らない，口腔顔面失行などで不良（偽陽性））．

次に，ウェルニッケ失語に高次脳機能障害を合併する症例Vを示す．病巣はウェルニッケ野周辺（中大脳動脈下行枝）のほぼ同じサイズである．ただし，症例Vはウェルニッケ野に加え右前頭葉にも所見が認められる（図5）．発症後3日のSTADスコアは，**言語検査，非言語検査とも低下している**（図6）．

### 症例IVと症例Vの評価の方針

症例のIV「言語検査の低下」は著書によくみられる典型的な失語症状を呈するので，急性期を脱した後にはSLTA・RCPMやディープテストも比較的早期に検討できる．一方，症例Vの「言語検査＋非言語検査の低下」は，高次脳機能障害が言語検査の結果に影響するためSLTAの施行は困難，あるいは行っても純粋な言語機能を表さないだろう．また，全般的に障害の程度が重度のためスクリーニング以外にできる検査は限られている．

### 非言語検査と予後予測

マヒの程度や家族状況が同じとした場合，予後は前者が有利と予測できる．実際，症例IVは急性期病院から直接自宅退院が可能となり，外来にて言語聴覚療法を継続した．一方，症例Vは急性期からの自宅復帰は困難であり，回復期リハビリテーション病棟への転院となった．

また，予後には発症前のADLが関わることを3章1項に示したが，症例IVの病前のADLは自立であり，症例Vは外出時の見守りを要する状態であった．症例Vは陳旧性脳出血が病前のADLの低下，及び非言語検査の低下に繋がる要因と考えられた．

失語症における非言語機能は，次回以降の臨床計画や予後予測に大きく関わる．同じく非言語機能を推定するRCPM・KOHS立方体・WAIS動作性IQは数十問設置され30分〜60分以上を要するが，STAD非言語検査は代表的な6問のみであり所要時間は数分である．あくまで簡易スクリーニングとしてではあるが，患者の非言語機能を推定することから初期診療を計画する際の指針として用いることができる[※]．

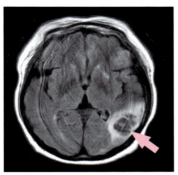

図3 症例IVの頭部画像所見．MRIフレア（発症後2日）：左側頭葉〜頭頂葉の脳梗塞と一部出血性の変化を認める．

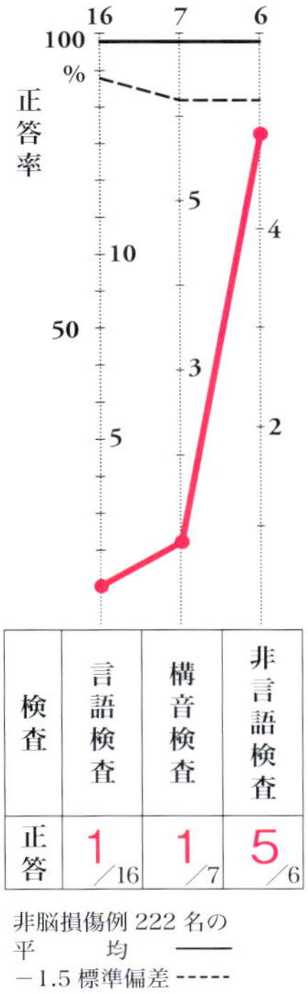

図4 症例IV STADスコア（発症後2日）

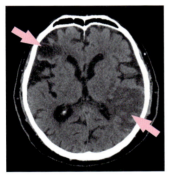

図5 症例Vの頭部画像所見．CT（発症後3日）：左側頭葉〜頭頂葉の脳梗塞と一部出血性の変化を認める．右前頭葉に陳旧性脳出血．

図6 症例V STADスコア（発症後3日）

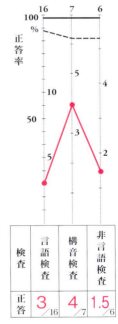

※WAB非言語能力（non-linguistic skills）とSTAD非言語検査の基準関連妥当性が確認されている（5章3項）．

## Q4 非言語検査が満点でも高次脳機能障害があるときがあります

　過去に臨床試験を行った98症例の分布から，STAD3検査の難易度を推定する．
　98症例のうち，失語症を認めた56症例における言語検査のヒストグラムを示す**(図7)**．「横軸」は言語検査スコアであり，左ほど重症，右ほど軽症と推定できる．「縦軸」は患者の人数を示す．分布は，低得点から高得点までおよそ均等である．構音障害を認めた42症例の構音検査はやや左側（低得点）に多い**(図8)**．高次脳機能障害のある56症例の非言語検査では，**やや右側（高得点）に多い**．6点満点は13例（24%）と多い**(図9)**．
　非言語検査は全般的に難易度が低い特性が分かる．このようなテストの上方への偏りは**天井効果**と呼ばれる．つまり，冒頭の指摘「非言語検査が満点でも高次脳機能障害があるときがあります．」の通り，非言語検査が満点であっても，高次脳機能障害を否定することはできない．そのため，日常生活での観察や他部門からの情報収集が必要である．

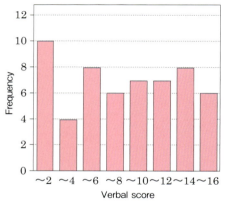

**図7** 失語症を認めた56症例における言語検査の結果

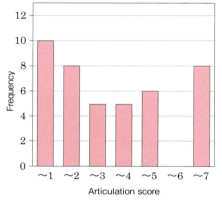

**図8** 構音障害を認めた42症例の構音検査の結果

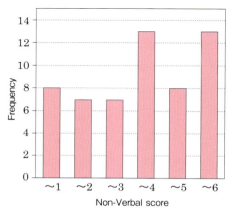

**図9** 高次脳機能障害のある56症例の非言語検査の結果

## Q5 純粋失読の評価はどうすれば良いですか？

「読む」モダリティーがない STAD から純粋失読は検出できない．ただし，筆者が勤務する病院において純粋失読を呈する症例は ST 処方例の 200 例のうち 1 例に満たず，スクリーニングの時点でレアケースに焦点を当てる必要性はそれ程高くないと考えられるが，念のため純粋失読例と STAD 所見を示す．

### 言語所見のサンプル

- 「きんぎょ」音読

「キン，ズ，じゃおかしいな．キン……キン……キン，の，ギ，あっ……キンギョ」　純粋失読にみられる「逐次読み」letter-by-letter reading の所見．

- 「川」音読

「これは漢字？漢字だね．（なぞる）漢字の……縦てて 3．カワじゃないの？カワでいいの？」文字のなぞり読み．

- 手のひらに「め」と書く

「め，だね」　体性感覚でスムーズに音読．

画像は両側後大脳動脈領域の損傷（図10）．

以上から本症例はいわゆる失語症による読字障害とは異なる純粋失読と考えられる．

本症例の STAD 結果を示す．言語検査：15 点・構音検査：7 点・非言語検査：5 点，「犬も歩けば棒に当たる」「見当識」の誤り．点数から読字の所見は読みとれないが，自分で書いた「とうもろこし」「クリスマスツリー」は読めなかった．

では「純粋失読の評価はどうすれば良いですか？」について Jinushi et al [10] によると，純粋失読は見逃されることが多いため読字に関する主訴をよく聞くこと，左後頭葉など脳画像を診る必要がある，との指摘であった．本症例において主訴はみられず，日常会話が可能でありスクリーニングにおいても著明な失点はみられなかった．しかし，左の後頭葉損傷を含む病巣であり純粋失読を疑ったところ上記所見が得られた．臨床において純粋失読が見逃されないよう，「主訴」を聞き「脳画像」を診る必要がある．

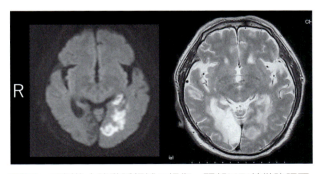

図10　両側後大脳動脈領域の損傷．頭部MRI拡散強調画像（発症3日）にて新鮮な脳梗塞が高信号．T2にて陳旧性脳梗塞が高信号と，新たな脳梗塞が淡い高信号域を呈している．

## Q6 復唱に短文レベルがないのはなぜですか？

　前提として「包括的神経心理検査」と「スクリーニング」の違いのひとつには，既に○○障害と分かっている・分かっていないが挙げられる．スクリーニングの時点で想定されるエラーの要因は多岐に渡る．

　次にSTAD以前の試案において，定量的分析が行われたのは過去に2回,「試案Ⅰ」「試案Ⅱ」である．試案Ⅰの「復唱」は教科書を参照した,「カタ」「カタナ」「カタカナ」「カタツムリ」「サク」「サクラ」「サクバン」「サクラモチ」「きれいなバラが咲いた」「お風呂に水を入れた」の10題．これを，失語症例，構音障害例，失語症ないし構音障害を持たない高次脳機能障害例，合計10症例に実施した．

---

**試案Ⅰ　10症例のプロフィール**
**原因疾患**：脳梗塞3例，脳出血6例，クモ膜下出血1例
**意識レベル**：JCS Ⅱ桁2例，Ⅰ桁3例，清明5例
**平均年齢**：71.9歳　　**性別**：女性2例，男性8例
**テスト施行時の平均発症後日数**：4.6日（2日〜10日）
**コミュニケーション障害の種類**：構音障害2例，失語症6例（重度2例，中等度2例，軽度2例），高次脳機能障害2例

---

　その結果，10問設置されるものの失語症重症度に対応した成績の分布はみられなかった（図11）[11]．

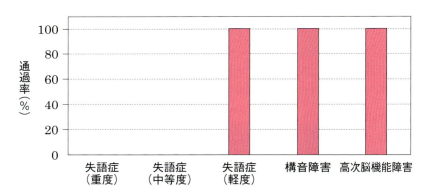

図11　試案Ⅰの通過率（10問中）

次に「試案Ⅱ」の復唱の結果を示す．「試案Ⅰ」を改定し，文レベルを含む，「生き字引」，「きれいなバラが咲いた」，「風が強いので火の元に気をつけて下さい」の3問を設定した．これを，平成16年1月から1ヵ月の間にST処方された初回発症の脳卒中患者連続的症例14例に施行した．

> **試案Ⅱ　14症例のプロフィール**
> **原因疾患**：脳梗塞11例，脳出血2例，SAH1例
> **意識レベル**：JCSⅡ桁5例，Ⅰ桁8例，清明1例
> **平均年齢**：71.9歳　　**性別**：女性4例，男性10例
> **テスト施行時の発症後日数**：平均4.2日　　**テスト所要時間**：平均10分30秒

改定した「復唱」では，注意障害，記憶障害，構音障害，難聴など言語機能以外の要因でエラーが多くなる傾向がみられた(図12)[12]．MMSEに「みんなで力を合せて綱を引きます」の短文復唱が設置されている．筆者の経験では15点を下回る高次脳機能障害例では一部を省略したり，難聴の影響で「みんなで力を合せて馬を引きます」などのエラーが生じやすい．復唱の難易度を上げると失語症以外の様々な要因で誤る傾向が分かる．

このような改定を繰り返して現在の単語レベルとなっている．「ウミ」「タマゴ」「テブクロ」の2モーラ，3モーラ，4モーラの3語である．これを5章2項に示す言語障害の疑いのある脳損傷後1ヵ月JCSⅠ桁であった45例に施行した(図13)[13]．

STAD言語検査は16問設置されており，全体として易しい～難しいに分布する．グラフから「復唱」の難易度は易しい項目であることが分かる．重度の失語症者を評価する場合や失語症の回復を継続的に追う場合には，STADの「復唱」のように重度になってはじめて低下する質問を配置していくことが重要となる．

STADの目的は，失語症，構音障害，高次脳機能障害の大まかな当たりをつけることであるため，スクリーニング時点での「復唱」の目的は，モダリティー別重症度を測定することではなく，言語機能全体の重症度を推定するのが望ましいと考えた．その上でSTAD復唱では単語レベルが最良と判断した．

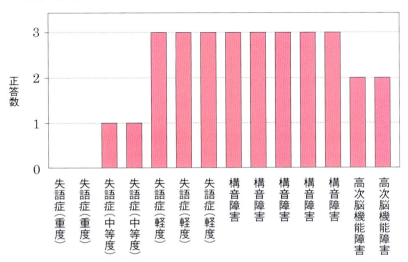

図12　試案Ⅱ　復唱の正答数

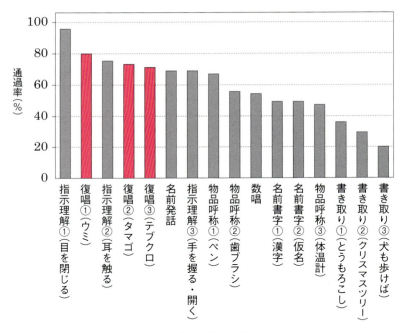

図13　STAD言語検査の通過率（急性期45例）

## Q7　STADに至るまでの開発過程を知りたい

**理想的な手続きと開発の実際**

　検査項目選択についての理想的な手順は，例えば呼称課題の単語の選択ならば，単語頻度・語長（拍数）を操作することにより難度の異なる項目を用意し，重度〜軽度例に適当な単語頻度・語長の単語が含まれるようにする方法が考えられる．このように選ばれた項目を用いて検査を実施し，事後的に項目を選びなおし，採用項目の組み合わせごとに信頼性・基準関連妥当性，感度・特異度を計算し，最良の結果が得られる組み合わせを決定するべきである．また，指示動作や文の書取，手指模倣など難度を予測できるデータベースがない場合には，標準化された検査から通過率に基づき，最良の信頼性・基準関連妥当性，感度・特異度が得られるように項目を抜粋する方法が考えられるが，各項目の通過率が記載されたマニュアルは多くない．その場合には，作者らの主観や経験に基づき難度の高い〜低い項目を用意し，試験的に検査を行い，通過率のデータを得る方法が考えられる．

**試案Ⅰ（図14）**
　第1版は，教科書に掲載される言語障害スクリーニングテストを参考に，「名前・生年月日・年齢の口頭表出」，「時に関する見当識」，「1から10の数唱」，「最大発声持続時間（MPT）」，「構音交互運動（Dia. Docho.）」，前述の「復唱」，「線画の絵カード10枚の呼称」，「金づちでどうしますか？」などの質問に答える問い3題，「猿も木から落ちる」などのことわざの説明2題，の合計11項目を設定した．これを，失語例，構音障害例，失語症ないし構音障害を持たない高次脳機能障害例，前述した計10症例に実施した．

### 試案Ⅰの傾向と問題点

重度失語症例，中等度失語症例，軽度失語症例，構音障害例，高次脳機能障害例の各項目の通過率を算定した．失語症重度・中等度例では「プロフィール」にて検出可能であった．失語症軽度例・構音障害例・高次脳機能障害例の分布は近似していたが，失語症軽度例では「質問に答える」，構音障害例では「構音交互運動」，高次脳機能障害例では「見当識」での低下が顕著であった (図15)．

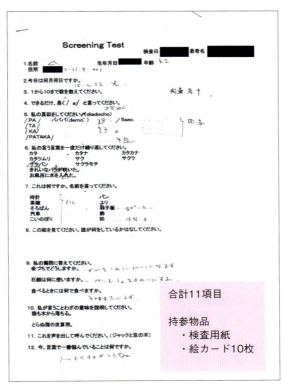

図14 スクリーニングテスト 試案Ⅰ

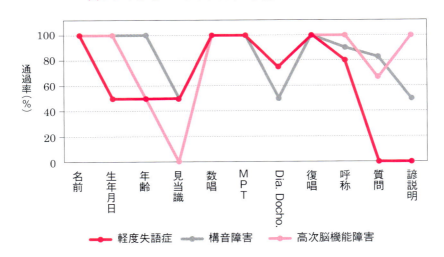

図15 軽度失語症・構音障害・高次脳機能障害の比較（試案Ⅰ）

次に，各項目別の誤答の傾向について示す．「線画の呼称」では失語症のない構音障害例や高次脳機能障害例でも誤答し，注意障害，半側空間無視などの視覚認知機能の低下によるものに加え，急性期では眼鏡を持ち合わせておらず見えないなどの理由が多かった．「復唱」は前述の通り．その他，「質問に答える」「ことわざの説明」は，言語障害以外の要因で通過率が変化するためそれぞれの障害を鑑別しがたいこと，「聴覚的理解」「書字」「発声発語器官の検査」の項目がない，軽度失語症と構音障害を鑑別する項目がない，などの問題点が考えられた．

### 試案Ⅱ（図16）

試案Ⅰの定量的分析を経て試案Ⅱを作成した．試案Ⅱでは前述の復唱の変更，呼称を「ベッドサイドにある物品2題と色名の計3題」を設定，「指示理解」，「名前書字」，「図形模写」，「発声発語器官の項目」を設定した．試案Ⅱを平成16年1月から1ヵ月の間にST処方された初回発症の脳卒中患者，連続的症例14例に施行した．患者プロフィールは前述の通り．

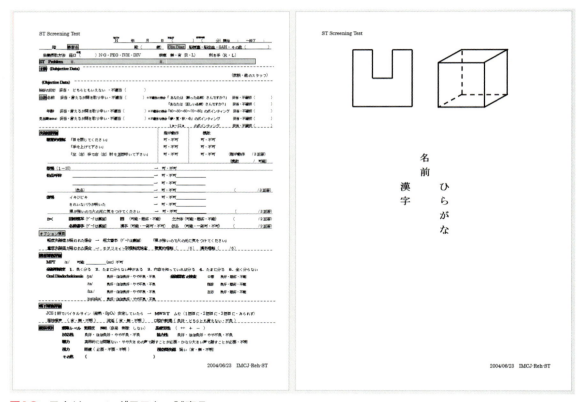

図16　スクリーニングテスト　試案Ⅱ

### 試案Ⅱの傾向と問題点

下図（図17）の横軸は試案Ⅱの項目，縦軸は通過率である．失語症「あり」「なし」群におけるテスト結果を比較した．両群で差が顕著であった項目は，「名前の発話」「指示理解」「数唱」「復唱」「名前の漢字書字」「名前の仮名書字」であり，失語症のスクリーニングに有用と考えられた．試案Ⅰでは「軽度失語症」と「構音障害」の鑑別が困難であり書字項目を追加したところ，両群の通過率の差は「名前の仮名書字」で大きく，両者の鑑別に有効と考えられた（図18）．高次脳機能障害の「あり」「なし」で比較すると，両群で差が著明であった項目は「見当識」「図形の模写」であり鑑別に有用と考えられた（図19）．

項目別に症例の誤答の傾向を分析した．試案Ⅱにおいて絵カードの視認性による誤りは減少したが，逆に天井効果がみられた（図20）．「復唱」は試案Ⅰの10課題から短文レベルを含む3課題を設定し，「指示動作」は3問設定した．何れも失語症例では重症度に比例した正答数の上昇がみられた．一方で，失語症のない例でも「風が強いので火の元に気をつけて下さい」「左（右）手で右（左）の肘を2回叩いて下さい」を誤る傾向（偽陽性）が観察され，刺激語が長文であるため，注意や記銘力が影響すると考えられた．偽陽性を最小限に留める課題を設置する必要性が示唆された（図21）．

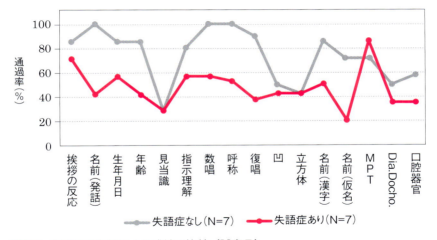

図17　失語症の有無による成績の比較（試案Ⅱ）

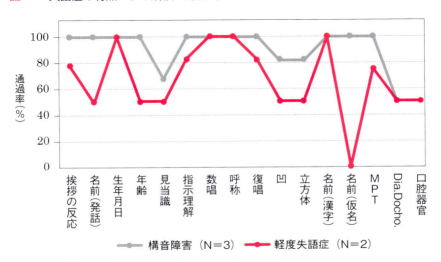

図18　構音障害と軽度失語症の成績の比較（試案Ⅱ）

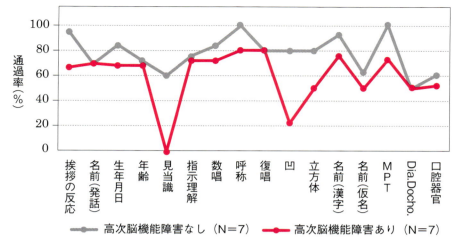

図19　高次脳機能障害の有無による成績の比較（試案Ⅱ）

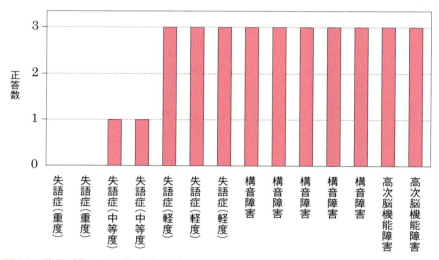

図20　物品呼称の正答数（試案Ⅱ）

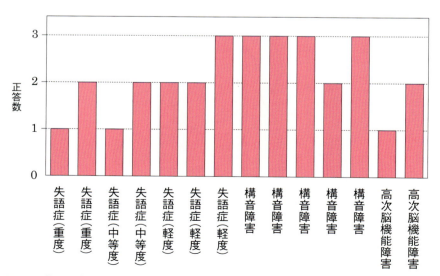

図21　指示理解の正答数（試案Ⅱ）

また，言語臨床の経験の浅いものでもスクリーニング可能となる施行マニュアル・解釈マニュアルの開発が必要と考えられた．

　試案Ⅱの検査者間信頼性を測定した．方法は，ST3名，研修医4名のうち，ST1名を含む2名で訪室し，1名のSTが症例に試案Ⅱを行い記録すると同時に，別の検査者が患者の回答や行動を観察して記録した．結果は構音障害・失語症・その他の高次脳機能障害によるコミュニケーション障害が，それぞれ「あり」「どちらともいえない」「なし」のいずれかにチェックした．対象は上記14例である．得られた結果からスピアマンの順位相関係数を用いて検査者2名の間の評価結果の相関係数を算出した．その結果，失語症 r=0.98，構音障害 r=0.91，高次脳機能障害によるコミュニケーション障害 r=0.83 であり，検査者間の高い一致率が得られた[13]．

## 試案Ⅱ → STAD の完成

　二回の定量的分析及び軽微な変更・修正を踏まえて STAD が完成した．試案Ⅱからの主な変更点は，偽陽性をうけて「指示動作」「復唱」，偽陰性をうけて「呼称」の内容を変更し，軽度失語例を検出するための短文の書き取り，口腔器官「舌挙上」，「手指構成模倣」，「アイコンタクト」を追加した．また，時間短縮のため障害の有無で通過率に差が生じにくかった「最大発声持続時間」や構音交互運動における「/pataka/」を削除した．これらの改定一覧を図22に示す．

　試案Ⅰから STAD に至るまでには，計10項目が追加，18項目の内容が修正され，8項目が除外された．また，上述の定量的分析に加え，言語聴覚士4名・リハビリテーション専門医2名・神経心理士1名の専門家の意見に基づいた，ベッドサイドなどでの環境下に相応しい課題（表面的妥当性：face validity）が検証された．課題の難易度や重要度を考慮しより自然な流れで実施できるよう実施の順序にも配慮した．経済性・利便性や携帯性を考慮し用いる物品は可能な限り少なく，病院やクリニックにおいて手に入りやすいものを選定した．なお，STAD で用いられる単語はすべて NTT 親密度データベースにおいて親密度6.0以上の高親密度語である．

## 改訂一覧｜言語検査

**試案Ⅰ（教科書より）**
1. 名前発話
2. 復唱
   - サク・サクラ・サクバン・サクラモチ
   - カタ・カタナ・カタカナ・カタツムリ
   - きれいなバラが咲いた
   - お風呂に水を入れた
3. 数唱
4. 絵カード呼称
   - 時計・茶碗・そろばん・汽車・鯉のぼり
   - パン・ゆり・羽子板・鈴・松
5. 絵画説明
   - WAB情景画
6. 質問に答える
   - 金槌でどうしますか？
   - 石鹸は何に使いますか？
   - 食べるときには何で食べますか？
7. ことわざ説明
   - 猿も木から落ちる
   - とらぬ狸の皮算用

**試案Ⅱ**
1. 名前発話
2. 指示理解
   - 目を閉じて下さい
   - 手を上げて下さい
   - 左（右）手で右（左）肘を
   - 2回叩いて下さい
3. 復唱
   - イキジビキ
   - きれいなバラが咲いた
   - 風が強いので火の元に
   - 気をつけて下さい
4. 数唱
5. 呼称
   - 身の回りの物品×2
   - 色名
6. 名前の書字　漢字・仮名

**ＳＴＡＤ**
1. 名前発話
2. 指示理解
   - 目を閉じて下さい
   - 耳を触って下さい
   - 手を握ったり開いたりして下さい
3. 復唱
   - ウミ
   - タマゴ
   - テブクロ
4. 数唱
5. 物品呼称
   - ペン
   - 歯ブラシ
   - 体温計
6. 名前書字
   - 漢字
   - 仮名
7. 書き取り
   - とうもろこし
   - クリスマスツリー
   - 犬も歩けば棒に当たる

## 改訂一覧｜構音検査

**試案Ⅰ（教科書より）**
1. MPT
2. 構音交互運動
   - /pa/　/ta/　/ka/　/pataka/

**試案Ⅱ**
1. 口腔器官の検査
   - 挺舌　舌左右　頬を膨らませる
2. MPT
3. 構音交互運動
   - /pa/　/ta/　/ka/　/pataka/

**ＳＴＡＤ**
1. 構音器官
   - 舌挙上　舌左右　挺舌　頬を膨らませる
2. 構音交互運動
   - /pa/　/ta/　/ka/

## 改訂一覧｜非言語検査

**試案Ⅰ（教科書より）**
1. 年齢
2. 見当識

**試案Ⅱ**
1. 挨拶の反応
2. 年齢
3. 見当識
   - （不可の際ポインティング）
4. 図形模写

**ＳＴＡＤ**
1. アイコンタクト
2. 見当識
   - （不可の際ポインティング）
3. 手指構成模倣
   - チョキ
   - キツネ
4. 図形模写
   - 凹
   - 立方体

**図22　改訂一覧**

## 文　献

1) 紺野加奈江：失語症言語治療の基礎―診断法から治療理論まで．診断と治療社，東京，2001
2) 小嶋知幸：失語症セラピーにおける認知神経心理学的アプローチについて．認知神経科学，11：59-67，2009
3) Hachioui et al：Screening tests for aphasia in patients with stroke： a systematic review. J Neurol, 264：211-220, 2017
4) Thommessen B, Thoresen GE, Bautz-Holter E, et al：Screening by nurses for aphasia in stroke-the Ullevaal Aphasia Screening （UAS） test. Disabil Rehabil, 21：110-115, 1999
5) Doesborgh SJ, van de Sandt-Koenderman WM, Dippel DW, et al：Linguistic deficits in the acute phase of stroke. Neurol, 250： 977-982, 2003
6) Flamand-Roze C, Falissard B, Roze E, et al：Validation of a new language screening tool for patients with acute stroke： the Language Screening Test （LAST）. Stroke,42：1224-1229, 2011
7) 能登谷晶子：失語症のリハビリテーションにおける高次神経機能障害の問題．失語症研究，18：121-126，1998
8) 椎名英貴：運動障害性構音障害（dysarthria）の臨床：脳卒中回復期を中心に言語聴覚研究，11：3-11，2014
9) Shipley KG, McAfee JG. Assessment of Neurologically Based Communicative Disorders. Assessment in Speech-Language Pathology A Resource Manual. Delmar Pub, New York, TX, 2008. 407.
10) Jinushi C, Kiko R, Kobayashi M, et al： Pure alexia fo Kanji due to the left occipitotemporal cortex lesion： a case report. APCSLH, 2017, Narita
11) 荒木謙太郎，和智知恵，藤谷順子ら：急性期病院におけるSTのスクリーニングテストの検討．第48回日本音声言語医学会，2003年11月，茨城
12) 荒木謙太郎：急性期病院におけるSTのスクリーニングテストの検討．北里大学言語聴覚療法学専攻同窓会，2005年11月，神奈川
13) 荒木謙太郎，二階堂和子，藤谷順子ら：急性期病院におけるSTのスクリーニングテストの検討 ―第2報―．第5回日本言語聴覚学会，2004年6月，神奈川

# あとがき

　私は新人の当時，初診のインテーク面接がうまくいかず自信を持てない時期がありました．同じように悩むビギナー言語聴覚士がいるのではないか？　という思いから，スクリーニングの研究を始めたのが切っ掛けです．

　それから16年，臨床の経験を積みスクリーニングの研究も重ねましたが，私は今でも初診ではグッと気持ちを入れて臨まなければなりません．集中力やエネルギーも要します．例えば，初診に先立って，疾病に対するリスク管理や社会的背景などの情報を把握する必要があります．それから，インテーク面接で何をするか？　ということも重要です．更に初診後は，次回以降に展開する臨床を計画する必要があります．従って初診はセラピストの力量の多くを問われるセッションとも言えるのではないでしょうか．

　本書では，言語聴覚士がインテーク面接で行うことを，

・事前の情報収集シート
・検査結果記入シート
・アセスメントシート

の3点に込めて解説しました．論文ではなかなか書けないことも，本書を通して体系立てて表わせたのではないかと思っています．

　言語聴覚士にとって「初診」はしかるべき第一の関門であり，初診の臨床力を磨くことは重要です．もしかしたら当時の私と同じく，現在進行系で初診に苦慮している方がいるかもしれません．ささやかな私の言葉ではありますが，真摯に言語障害に向き合う言語聴覚士の悩みが解決に向かう道標となること，各自が向かい合う患者の方々に貢献できることを願ってやみません．

　本書の記載は，学会発表・論文に示した研究，STADセミナー，ブログやメールマガジンで毎週綴ってきた「臨床と大学院の生活」をもとにしました．皆様から頂く質問や疑問に応えることでSTADは大きく進化しましたし，本書に示した研究成果の多くも皆様のご尽力によるものです．この場をお借りしてSTAD標準化試験にご協力頂いた言語聴覚士に，心より御礼申し上げます．

# ▶STAD研究 協力者・施設一覧（敬称略，試験参加登録順）

村西　幸代　君津中央病院

古川　大輔　君津中央病院

山本久美子　富山市民病院リハビリテーション科

岡野　慈子　富山市民病院リハビリテーション科

髙栁　法成　松戸市立福祉医療センター東松戸病院

黒川　容輔　臨床福祉専門学校

浜田　智哉　臨床福祉専門学校

山口　雅史　白石共立病院

小守　規之　大阪赤十字病院

森宗　昭人　山鹿中央病院

渡邉　弘人　沖縄リハビリテーションセンター病院

浅田　一彦　弘前医療福祉大学　言語聴覚学専攻

坂出　暁　鳥取生協病院

丸井　章子　市立甲府病院

岡村　尚美　洛西シミズ病院

三田　智巳　麻生リハビリテーション大学校

中島　剛志　杉並リハビリテーション病院

田中麻衣子　磯子中央病院

田村　捺美　磯子中央病院

今川まどか　福山記念病院

宮阪　美穂　東京医薬専門学校 他

竹中　恵太　垂水市立医療センター垂水中央病院

東　慶史　下関リハビリテーション病院

寺本　千佳　医療法人創健会ウエルネス医療クリニック

照屋　究　リハビリテーションクリニックやまぐち

橋本さつき　岡山療護センター

長澤　諒　社会福祉法人日本医療伝道会衣笠病院

木村　玲子　国家公務員共済組合連合会 呉共済病院

阿部　学　横浜なみきリハビリテーション病院

仁藤　祥子　岡本石井病院

田那　部悟　医療法人蒼龍会 武蔵嵐山病院

江原　寛尚　県立広島病院リハビリテーション科

中島　瑠偉　特定医療法人 博仁会 第一病院

森　香代子　姫路循環器病センター

高田　晃宏　りんくう総合医療センター

橘　明子　西宮渡辺心臓血管センター

石橋ゆり子　創進会みつわ台総合病院

福間　丈史　松江生協病院

西岡　奨太　鳴門山上病院

大村　智也　鳴門山上病院

佐藤　央一　天満病院

水野　明佳　島の病院おおたに

山田　宏明　福岡県済生会八幡総合病院

横田　彰　いちはら病院

森　康行　いわき病院

福永　知子　沖永良部徳洲会病院

根本　達也　安房地域医療センター

高橋　誠貴　千葉リハビリテーションセンター

江口　玲子　長崎北病院

豊嶋　明子　福岡国際医療福祉学院言語聴覚学科

村田　由佳　国保水俣市立総合医療センター

栄　雄大　早良病院

藤井　美希　早良病院

中野わかな　千葉みなとリハビリテーション病院

石橋　尚基　新八千代病院

私の 10 数年に渡るスクリーニング研究は，沢山の先生に支えられた成果です．

　能登谷晶子先生には，私の言語聴覚士としての臨床と研究の礎を育てて頂きました．ST となり一年目から多岐にわたる疾患の臨床，及び学会発表や英語論文翻訳の経験を積ませて頂いたことは，いまなお私の糧となっています．

　宇野園子先生，藤谷順子先生，故 伏見貴夫先生の多大なご協力を賜り，STAD を完成させることができました．ここでは語り尽くせない感謝の意は，言語聴覚研究 9 巻 3 号「第 2 回言語聴覚研究優秀論文賞を受賞して」（2012 年）に示しています．

　清水栄司先生をはじめ千葉大学大学院の指導教官の方々のご指導により，2014 年フロリダで行われた ASHA 学会で発表することができました．私の 10 年来の夢であった，国際学会での発表を叶えることができました．

　小薗真知子先生に後押しを賜り，2017 年に島根で開催された言語聴覚学会の日から，本著の執筆はスタートしました．私の STAD の研究・臨床と，先生の経験豊富な臨床観や教員の視点から頂くアドバイスが，クオリティーを高め合うようにしてここに本著を完成させることができました．

　インテルナ出版株式会社 林信哉さんにはいつもご丁寧に連絡を頂き，本書の編集全てに携わって頂きました．

　皆様に厚く御礼申し上げます．

　さて，まだまだ，私の研究は終わっていません．現在も新たな STAD の研究が進行中です．これから論文を書き，博士課程修了に向けて励みます．また，本書に記載しきれなかったこと，私の力不足による不備を補っていくことを，これからの自らに課した宿題にしたいと思います．いつかまた新たな成果として言語聴覚士の皆様にお伝えできる機会を楽しみにしています．

　最後に，ここまで読んで頂き，本当に有難うございました．

2018 年 初夏
荒木謙太郎

**【監修者略歴】**

**小薗真知子**（こぞの　まちこ）　言語聴覚士

熊本保健科学大学リハビリテーション学科言語聴覚学専攻教授．1996 年熊本大学教育学部卒業．1977 年大阪教育大学特殊教育特別専攻科言語障害児教育専攻修了．1984 年 United States International University（Communication 修士）．主な著書に，『失語症―そして笑顔の明日へ』（熊本日日新聞社），『介護予防のための認知と嚥下の練習帳』（三輪書店），『人間関係が楽になる医療・福祉現場のコミュニケーション』（三輪書店）などがある．

**【著者略歴】**

**荒木謙太郎**（あらき　けんたろう）　言語聴覚士

国際医療福祉大学成田病院 リハビリテーション技術部 勤務．2002 年北里大学医療衛生学部リハビリテーション学科言語聴覚療法専攻卒業．2015 年千葉大学大学院医学薬学府修士学位取得，2019 年同博士学位取得．病院勤務開始当時，著者自身が苦慮した経験から言語障害スクリーニングテスト（STAD）の開発に携わる．STAD の研究成果は第 2 回言語聴覚研究優秀論文賞受賞，第 21 回脳機能とリハビリテーション研究会優秀発表賞受賞．

---

言語障害スクリーニングテスト（STAD）　　　　ISBN 978-4-900637-54-2

2024 年 8 月 30 日　　第 1 版・第 4 刷発行

　　　監修者　小薗真知子
　　　著　者　荒木謙太郎
　　　発行者　稲葉友哉
　　　発行所　インテルナ出版株式会社

　　　　〒102-0072　東京都千代田区飯田橋 4-7-11　カクタス飯田橋ビル
　　　　電話 03-3944-2591（編集）・2691（販売）　FAX 03-5319-2440
　　　　http://www.intern.co.jp　　E-mail：hanbai@intern.co.jp

---

乱丁・落丁の際はお取り替えいたします．

Ⓒ *Kentaro Araki, Machiko Kozono* 2018, Printed in Japan〔検印廃止〕

本書の内容を無断で複写・複製・転写すると，著作権・出版権の侵害となることがありますのでご注意下さい．
[JCOPY]〈(社)出版者著作権管理機構　委託出版物〉
本書の無断複写は著作権法上での例外を除き禁じられています．複写される場合は，そのつど事前に，（社）出版者著作権管理機構（電話 03-5244-5088，FAX 03-5244-5089，E-mail：info@jcopy.or.jp）の許諾を得てください．